Elfriede E. Huiber

Spielraum zwischen Himmel und Erde

Widmung

Ich widme dieses Buch …

… DIR.

Du hältst es in Deinen Händen.

Du hast es bereits geöffnet und blätterst.

Du überlegst, ob es den Wert des Lesens,
Nachdenkens, des Einlassens
erfüllen kann und ihm gerecht wird.

Du lächelst im Anblick dieser Zeilen.

Du wirst es lesen, um zu erfahren,
dass unsere Gedanken miteinander tanzen und spielen
und sich Glück für uns zeigt … in:

G ***Ganzheit***

L ***Leben***

Ü ***Überraschung***

C ***Charisma***

K ***Kreativität***

Elfriede E. Huiber

Spielraum zwischen Himmel und Erde

Polymorphe Transformation
als Wegweiser zum erfüllten Leben
mit individueller Weiterentwicklung

Herausgeberin und Autorin: Elfriede Huiber
elfriede.huiber@gmail.com

Layout, Cover und Foto: Julian Huiber

Illustration: Elfriede Huiber

Lektorat: Dr. Manfred Greisinger – www.stoareich.at

Druck und Vertrieb im Auftrag der Autorin/des Autors: Buchschmiede von Dataform Media GmbH, Wien

www.buchschmiede.com

ISBN
978-3-99084-096-2 (Paperback)
978-3-99084-097-9 (Hardcover)
978-3-99084-098-6 (e-Book)

Printed in Austria

„Wenn du nicht weißt,
wo du anfangen sollst,
beginne einfach."

M. K.

Inhalt

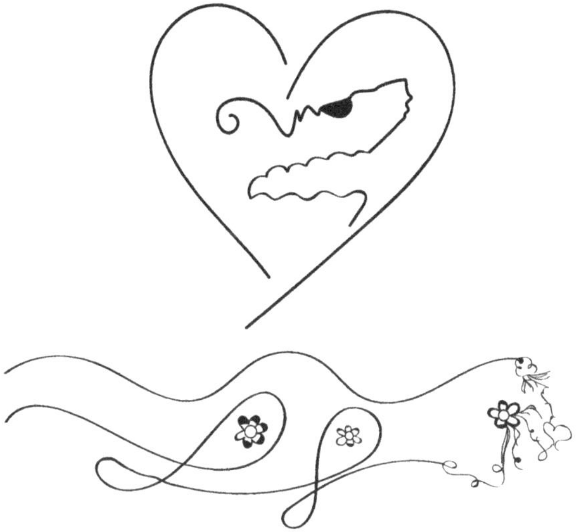

... und ...

wenn es etwas gibt,

das wir Menschen hier

in diesem Spielraum zwischen Himmel und Erde

noch nicht gefunden haben, noch suchen,

uns danach sehnen,

dann ist es die Wahrheit,

die in unseren Herzen wohnt.

1) Vom Himmel zur Erde

Vom Wunsch, auf der Erde mitspielen zu dürfen, bis zur Verkörperung

Ich lade dich ein. Lass uns gemeinsam in den Spielraum zwischen Himmel und Erde eintauchen!

Es war einmal, vor fünfzig Jahren, in der Himmelsebene – eine Mädchenseele, die es liebte, Geschichten zu hören, in Büchern zu blättern und mit den Buchstaben zu spielen. Aber im Himmel konnte sie sich nicht so richtig ausleben, denn es fehlte ihr der physische Körper. Also schwebte diese Seele zum Tor der Erzengel und bat um Einlass. Eine große Schar von Engeln öffnete das Tor. Sie trug ihren Wunsch vor und bat inständig, auf die Erde entlassen zu werden. Ein Engel trat vor und gab zu verstehen, dass er keineswegs erfreut sei. Er meinte, der Zeitpunkt passe überhaupt nicht, denn es sei viel zu früh. Sie möge sich noch in den Tugenden der Geduld und Gelassenheit üben, dann stünden ihre Chancen besser. Schließlich sei es seine Aufgabe, diese Seele schützend zu geleiten. Daraufhin meldete sich Erzengel Michael zu Wort. Er war nicht so skeptisch und hielt es durchaus für einen überlegenswerten Vorschlag. „Du könntest Kindern eine gute Stütze sein“, war seine Bemerkung. Raphael zog in Erwägung, noch etwas an ihrem Seelenplan vervollständigen zu müssen, sodass sie ihren Erdenauftrag auch zur vollsten Zufriedenheit erfüllen könne. Erzengel Gabriel war Feuer und Flamme für dieses Begehren, auf die Erde zu kehren. Er stimmte ein, dass es für sie einiges zu erledigen gäbe. Außerdem solle diese Seele nicht auf die drei „K's" vergessen: Kunst, Kreativität und Kommunikation dürften keinesfalls vernachlässigt werden. Da schwebte sie nun, bettelnd vor der Engelsschar, in Hoffnung, alsbald Antwort und Zustimmung zu erhalten. Mit den Worten: „Es muss der Himmelsrat einberufen werden", schloss sich das Tor.

Es wird wohl kurz nach der Wintersonnenwende gewesen sein, als auf der Nordhalbkugel der Erde die Tage noch kurz und die Nächte lang waren. Überraschenderweise bekam sie zur Weihnachtszeit die Aufforderung, nochmals vor das Tor der Erzengel zu treten. Sie waren zur Entscheidung gekommen, diese Seele auf die Erde zu entsenden. Der dieser Seele zugeteilte Engel des Schutzes machte sie darauf aufmerksam, eine entscheidende Wahl treffen zu müssen. Zwei Elternpaare eigneten sich seines Erachtens und stünden zur Verfügung. Er beriet sie. Zum einen gab es da ein älteres, kinderloses Ehepaar, das schon seit vielen Jahren auf eine Seelenempfängnis hoffte. Der Engel meinte: „Da könntest du recht verwöhnt werden. Du wirst mitunter reichlich beschenkt werden. Diese Eltern werden dir aus Dankbarkeit alle Wünsche von den Augen ablesen und erfüllen. Aber bedenke, du würdest unter Umständen keine Geschwister bekommen und zwangsläufig als einziges Kind verstärkt kontrolliert und mit wenig Freiraum für deine eigenen Bedürfnisse sehr eng an deinen Eltern geführt werden – sozusagen ein Kind an kurzer Leine. Zum anderen gibt es da ein sehr junges Pärchen, hinter welchem eine sehr liebevolle, ältere Frau mit sehr viel Kindererfahrung für dich als Oma Verantwortung übernehmen möchte. Sie hatte vor achtzehn Jahren einen sehr schweren Verlust zu verkraften. Es ist vorstellbar, in dieser Großfamilie als erstes Enkelkind eine nicht unwesentliche Aufgabe erfüllen zu dürfen. Du könntest gleichsam trostspendend einen hilfreichen Auftrag übernehmen und Kummer und Leid ausgleichen. Wenngleich die Eltern sehr jung sind, wird es dir an nichts fehlen. Es besteht die Möglichkeit, in der Großfamilie mehr Freiheiten zu genießen und von vielen Bezugspersonen zu lernen. Also, liebe Seele, wofür entscheidest du dich?“

Nun war er also da, der Augenblick, eine Entscheidung für das bevorstehende irdische Dasein zu fällen. Sie hatte die Qual der Wahl. Sie gehörte durchaus nicht zu den entscheidungsfreudigsten Seelen. Genaugenommen mochte sie es überhaupt nicht, sich dermaßen konkret innerhalb kürzester Zeit für vermutlich sehr lange Zeit unwiderruflich festlegen zu müssen. Schnell wog sie noch alle Vor- und Nachteile ab. Alsbald vernahm sie den Klang einer Pauke. „Mit dem dritten

Paukenschlag ist deine Zeit hier vorüber!“, verkündete Erzengel Gabriel.

Wie von einem starken Sturm wurde diese Seele in ein anderes Reich getragen. Sie hatte sich entschieden. Diese Seele, *meine* Seele, bahnte sich den Weg zur jungen Frau.

Jetzt bin ich also tatsächlich im Bauch meiner zukünftigen irdischen Mutter gelandet. Kleiner als ein Kirschenkern, aber froh, endlich wieder einen Körper zu bekommen, um mich durch mein zukünftiges Leben bewegen zu können und Bücher in Händen zu halten. Ehrlich gesagt, überrascht war sie schon, dass ich mich hier in ihrem Leib allmählich immer breiter machte. Aufgrund ihres jungen Alters mag sie sich schon dann und wann Sorgen gemacht haben, ob sie denn wirklich mit mir klar käme. Meine zukünftige Oma streute schon auch ihre Bedenken hinsichtlich des jungen, zukünftigen Vaters in den Raum. Ich fand es einfach nur lässig, junge Eltern zu bekommen. Eigennützig malte ich mir aus, diese dementsprechend lange, bis in mein eigenes hohes Lebensalter, an meiner Seite zu wissen.

Nachdem ich neun Monate im Bauch gut versorgt worden war, stellte ich fest, dass es allmählich eng und ungemütlich wurde. Auch meine Nickerchen waren nicht mehr so entspannend wie Wochen davor. Im Traum sah ich so viele Mauern, überall einfach nur Mauern. Ich sah, wie ich versuchte, mich zu bewegen, zwischen den Mauern entlangzulaufen, um festzustellen, dass es keinen Ausgang gab. Immer wieder stürzte ich. Einmal gelang es mir sogar, leicht über den Mauern zu schweben. Aber ich konnte nur diese unüberwindbaren Wände wahrnehmen, die alle im 90°-Winkel aneinander gebaut waren und unendlich viele Abbiegungen erkennen ließen. Ich fühlte mich eingesperrt, gefangen im Irrgarten. Erneut versuchte ich, den Ausgang zu finden. Ich kehrte um, orientierungslos, und ich strebte die andere Richtung an. Ich fühlte mich bereits gehetzt. Angst stieg auf, gefangen zu sein, und nicht an das Ziel zu kommen. Plötzlich erblickte ich einen Zitronenfalter. Mein Blick richtete sich auf dieses satte, herrliche Gelb, das mich allmählich zur Ruhe kommen ließ. Er spannte die Flügel und flatterte vor mir her. Ich folgte ihm. Auf einmal sah ich vor meinen Augen eine Holztafel. Auf der stand in schmucken Lettern geschrieben: Gratuliere! Du hast es geschafft! Du bist angekommen!

Zeitgleich spürte ich diesen starken Sog, der mich förmlich aus dem Leib meiner Mutter katapultierte. Ich bin geboren. Ich bin da. Ich habe es geschafft. Mein Wunsch hat sich erfüllt. Nun habe ich also das Licht der Welt erblickt. Ich sah mich um. Sofort zog mein Blick diese Frau an, die meine Mutter während des Geburtsvorganges unterstützt hatte. Ich fühlte sogleich: „Das muss wohl meine Oma sein.“ Diese Energie, die mir mein Engel verständlich näher gebracht hatte, konnte ich spüren. Dieses behütende, fürsorgliche, aber auch bestimmende Verhalten zeigte sich in all ihren Gesten, Worten und Handlungen. Mein Blick schweifte weiter. Die zweite Frau war mir unbekannt. Im nächsten Augenblick spürte ich ihre Finger auf meinem kleinen, zarten Körper. Ich empfand ein unangenehmes Begrapschen. Mit Wasser und Tüchern war sie beschäftigt, mich rein zu waschen. Dieser störende Kontakt mit all diesen Elementen und Materialen war mir noch fremd. Ich äußerte meinen Unmut mit heftigem Geschrei. Dies hatte zur Folge, dass ich sogleich an die Brust meiner Mutter gelegt wurde, um Beruhigung zu finden. Während ich mich an den wohlig warmen Hautkontakt gewöhnte, stellte ich fest, dass sich die zweite Frau, die eigentliche Geburtshelferin, deutlich bei meiner Namensgebung einmischte. Das störte mich. An der Brust saugend, akzeptierte ich widerwillig, dass ich von nun an mit einem Doppelnamen durch das Leben wandeln werde. Das habe ich der Hebamme zu verdanken. Von weitem nahm ich Kirchenglocken wahr. Es hieß, ich wäre ein Sonntagskind und rechtzeitig vor der Sonntagsmesse geboren worden. Dieses anstrengende, aber auch beruhigende Saugen ließ mich müde werden. Durch das geöffnete Fenster hörte ich das leise Plätschern eines Baches. Es ließ mich vermuten, im ländlichen Raum zur Welt gekommen zu sein. Dies wiederum stimmte mich in Anbetracht meiner Vornamen tröstlich. Rundum viel Natur. So hatte ich es doch gewünscht. Meine Vorliebe für idyllisches Leben am größten Spielplatz unserer Erde, in der Natur, schien also in Erfüllung zu gehen. Nun durfte ich nach all den Anstrengungen, an Mamas Brust allmählich satt und von den Strapazen etwas erholt, in den Schlaf hinübergleiten. Dieses schlummernde Dahindösen ermöglichte mir, mich langsam an meinen neuen, empfindsamen, physischen Körper zu gewöhnen. Dieser reagierte wie ein Seismograph auf alle Unstimmigkeiten, leichten Beben und Erschütterungen in meinem näheren Umfeld.

Diese Empfindsamkeit ist Teil meines Lebens. Sie ermöglichte mir von Anfang an, Gefühle anderer Menschen mit besonderer Aufmerksamkeit wahrzunehmen. Dies muss wohl meine Oma von Anfang an beunruhigt haben. Denn die Erfahrung, die sie vor achtzehn Jahren gemacht hatte, hatte sie dermaßen geprägt, dass sie jeden meiner Hilferufe mit ihrem traumatischen Erlebnis als junge Mutter in direkte Verbindung brachte. Man mag viel Mühe gehabt haben, mich bei Laune zu halten und mich am Schreien zu hindern, denn meine Unmutsäußerungen haben wohl eine Kette an Erinnerungen bei ihr ausgelöst. Dies war es also, was mein beschützender Engel gemeint hatte. Ich hätte in dieser Familie einen Auftrag zu erfüllen. Ich durfte quasi die Wiedergutmachung verkörpern. Mein Bedürfnis, immer wieder als Wiedergutmachende in Aktion zu treten, wurde mir sozusagen in die Wiege gelegt. Dieser besonderen Aufgabe widme ich mein Leben.

Als junges Mädchen fragte ich noch manchmal bei den vier Engeln an, ob denn eh alles nach Plan liefe. Mein persönlicher Schutzengel gab mir zu verstehen, dass ich mich für die absolut richtige Familie entschieden hatte. Erzengel Michael versicherte mir, ich würde meine Lebensaufgabe „Familie“ im Spektrum aller Farben und Nuancen erleben und Werkzeug für hilfreiche Bewältigungsstrategien erhalten. Raphael wies mich darauf hin, dass ich im Laufe meines Lebens lernen werde, in meinem Seelenplan wie in einer Landkarte zu lesen oder spielerisch ausgedrückt, immer mehr Puzzleteile so zu platzieren, dass sich dieses zu einem bunten Lebenspuzzle zusammensetzen lässt, das ein schönes Gesamtbild zeichnet. Erzengel Gabriel deutete an, dass ich für die drei „K‘s“, nämlich Kunst, Kreativität und Kommunikation, ab meiner Lebensmitte all die dafür erforderlichen, wunderbaren irdischen Begleiter an meine Seite gestellt bekomme und dies mein Leben unglaublich bereichern wird.

Die Liebe findet mich

Die Liebe findet mich. Sie bahnt sich den Weg zu mir. Sie schenkt mir Fantasie. Fantasie als Teil meiner Vorstellungskraft ermöglicht das Empfinden vieler Glücksmomente der Magie. Wie ein Sonnenstrahl, der die Blüte duften lässt, die Luft in Schwingung versetzt, das Wasser fließen lässt, fühle ich Frieden und Begeisterung. Mit dem Herzen zu lächeln ist grenzenlos erfüllter Ausdruck unseres wahren Seins.

Worauf es wirklich ankommt

In diesem Spielraum zwischen Himmel und Erde lerne ich unentwegt. Ich lerne, alle Aspekte des Lebens anzunehmen. Ich lerne zu vertrauen, Vertrauen in das Leben selbst. Ich lerne zu verstehen, dass alles, absolut alles, das in diesem Spielraum geschieht, unserem Höchsten dient. Ich lerne zu schätzen, was ist. Ich lerne, unvorhergesehene Gelegenheiten anzunehmen, im Bewusstsein der Dringlichkeit und Wichtigkeit, um Wachstum zu ermöglichen. Ich lerne, die Früchte des Lebens zu ernten, als Geschenk zu genießen und für diese segensreiche Fülle unendlich dankbar zu sein. Ich lerne, im Fluss des Lebens, mit all seinen Strudeln und tiefen Gewässern, zu schwimmen, mich an der Oberfläche zu halten, nicht unterzugehen. Ich lerne zu verstehen, dass es nichts zu verzeihen und zu vergeben gibt, weil unser Geist uns unentwegt vergibt.

Wir sind frei. Frei für unser vorbestimmtes Leben. Wenn wir dem Fluss des Lebens vertrauen, erreichen wir unser gewünschtes Ziel. All unsere Lernlektionen könnten nicht hilfreicher sein, in Absicht, uns immerwährend Stück für Stück weiterzutragen. Diese Lektionen anzunehmen, sich nicht gegen Widrigkeiten zu stellen, ist Lernaufgabe erster Instanz. Diese Lektionen wertzuschätzen, führt in die zweite Instanz.

Die Liebe nicht zu suchen, sondern darauf zu vertrauen, dass sie uns findet, ist Meisterschaft. Wenn wir ein paar Grundregeln in unserem Leben verstehen lernen, achten wir auf Gelegenheiten, welche wir nie für möglich gehalten hätten. Zum einen an die Erfüllung all unserer Wünsche zu denken, zum anderen an die Verwirklichung von Wundern zu glauben, die im Sinne der Welt, dem Ganzen dienen, ohne Rücksicht auf Einzelschicksale zu nehmen. Alles in allem ergibt unser Leben ein schönes Bildnis. Es ist Ausdruck unseres Glaubens, unseres Denkens, unseres Fühlens, unserer Dankbarkeit, unseres Seins.

2) Das Spiel beginnt

Unsere Kinder kommen ins Spiel

Die erste Seele spricht:

„Ich habe euch gefunden. Ich möchte zu euch, um im Vertrauen zu wachsen. Darf ich mich vorstellen? Möchtest du mich kennenlernen? Darf ich dir etwas anvertrauen? Mein Thema ist das Vertrauen – das Vertrauen in mich, in meine Liebsten, in Situationen mit gutem Ausgang. Schlichtweg das Vertrauen in diese Welt.

Eigentlich wollte ich 1968 in den Spielraum zwischen Himmel und Erde eintauchen. Grund dafür war, wie kann es anders sein, natürlich eine Frau, nach der ich mich sehnte. Aber es gelang mir nicht. Eine andere Seele war schneller. Diese Seele, ich spreche von meiner Mutter, hat sich vorgedrängt. Kaum zu glauben, aber wahr. Auch in der Himmelsebene findet ein Ranking statt. Anfangs war ich schon ein klein wenig enttäuscht. Aber ich gelte als unglaublich gutmütige, keinesfalls nachtragende Seele und dies erlaubte mir damals, ohne Groll noch etwas zuzuwarten, bis sich die nächstbeste Gelegenheit ergeben würde. Ich tröstete mich mit dem Gedanken, dass diese vordrängende Seele vermutlich gute Gründe hatte, mich zu überholen. Vielleicht wollte sie mir Zeit schenken, hier in dieser Ebene noch ein bisschen zu flanieren. Möglicherweise wollte sie mir eventuelle Enttäuschungen bezüglich Erwartungshaltung im Vorfeld ausräumen. Gar unangenehme Erfahrungen ersparen oder zeitlich aufschieben? Ich denke, dahinter stand ein Schutzgedanke. Wie dem auch sei, ich habe mich damit abgefunden und war überzeugt, dass mein idealer Zeitpunkt für eine neuerliche Anbahnung an diese Frau mit Sicherheit kommen würde.

Im Jahr 1995 wusste ich genau, jetzt oder nie. Die Gelegenheit konnte nicht besser sein. Ich inkarnierte im Leib meiner Mutter mit der Gewissheit, an diese Frau heranzukommen. Schließlich bot sich als zukünftiger Enkelsohn eine prima Gelegenheit. Nun saß ich in der Gebärmutter meiner zukünftigen Mama und wartete auf meinen Auftritt im Spielraum. Ich hockte förmlich ausharrend in meiner Fruchtblase und machte keinerlei Anstalten, mit dem Köpfchen nach unten zu tauchen. Nein, ich bevorzugte das Aufrechte. Irgendwie mochte ich das Purzelbaumschlagen nicht besonders. Meine leichte Neigung zum Schwindel verbot mir anstrengende körperliche Bewegung. Ich war der Meinung, gute Durchblutung, erfordert nicht zwingend, meine aufrechte Haltung mit angewinkelten Beinchen, zu verändern. Mama wurde schon leicht unruhig, da bei der Ultraschalluntersuchung höchstes Geschick des Arztes Voraussetzung war, um meine Füßchen ausfindig zu machen. Ich war quasi ein Talent im Verstecken mancher Körperteile. Abgesehen von den ersten Wochen, in denen ich Mama aufgrund der Hormonumstellung regelmäßig morgens Übelkeit verursachte, ging es uns ganz gut. Wir waren sozusagen alle guter Hoffnung und ließen die ersten Monate vorüberziehen.

Zu Mamas Schutz möchte ich schon auch erwähnen, dass sie natürlich noch keine Erfahrung bezüglich ungeborener Knirpse im Bauch sammeln konnte und so kam es, dass sie im sechsten Monat die ersten Anzeichen von vorzeitiger Wehentätigkeit nicht richtig zuordnen konnte. Unerfahren dachte sie anfangs, dass dies Kindesbewegungen seien. Sie konnte ja nicht ahnen, dass es für mich keinerlei Anlass gab, mich im Mutterleib schon abzustrampeln. Sie deutete demnach manche dieser körperlichen Empfindungen falsch. Dieser Irrtum bescherte uns vorerst einen sechswöchigen Krankenhausaufenthalt, der keinesfalls einem Urlaub gleichzusetzen war. Aufgrund der leichten, aber dennoch regelmäßigen Wehentätigkeit, gab es Infusionen rund um die Uhr. Es lässt mich auch heute noch nicht mit Sicherheit sagen, ob meine unvorteilhafte Geburtslage in direktem Zusammenhang mit einer leichten körperlichen Bequemlichkeit stand, oder ob mich der permanente Wehenhemmer so berauscht hat, dass ich vorzog, einfach die Zeit abzusitzen. Ja, es blieb uns in der Tat nichts anderes übrig. Ich musste die Zeit absitzen und meine Mama musste sechs Wochen lang ausnahmslos liegen. Dies entspricht ganz und gar nicht den Gesetzen der Natur. Bewegung sei förderlich für die gesamte Entwicklung, hat man uns immer erzählt. Aber in unserem Fall war einfach nichts zu machen. Bei Mama meldete sich nach den anfänglichen Wochen der Hoffnung, mit mir im Bauch doch noch in die Freiheit entlassen zu werden, allmählich das Gefühl, eher im Gefängnis gelandet zu sein. Geduldig mussten wir ausharren, bis dass wir von diesem berauschenden Medikament endlich erlöst wurden. Ich, überzeugt von meiner ‚Köpfchen nach oben-Haltung', ließ es nicht zu, Ärzte nur annähernd über eine eventuelle natürliche Geburt nachdenken zu lassen. Zart und klein, noch dazu weit entfernt von der idealen Geburtshaltung, bevorzugten wir einen Kaiserschnitt, der mitunter die sicherste Variante darstellte.

Was uns beide jedoch ziemlich überraschte, war der Umstand, dass man 1995 noch nicht in jedem Krankenhaus überzeugt war, dass auch Frühgeborene ein Anrecht auf eheste Anwesenheit der Mutter nach der Geburt hätten. Von Körperkontakt nach der Geburt wollen wir hier gar nicht sprechen. So kam es, dass ich an einem Freitagnachmittag das Licht der Welt erblickte und Mama wurde es erlaubt, mich am dritten Tage, Montags darauf zu besuchen. Sterilität wurde damals an die erste Stelle gestellt und operierte Frauen sind demnach nicht steril. Den krassen Nebenwirkungen des Wehenhemmers, die Mama ziemlich belasteten, sei jedoch auch zu verdanken, dass ich nur die erste Nacht im Brutkasten zur Beobachtung verbringen musste und daraufhin, fit genug, in das Wärmebettchen wechseln durfte.

Alles in allem entwickelte ich mich recht gut. Keiner konnte sich beklagen. Für kräfteraubende körperliche Arbeit eigne ich mich auch heute noch nicht besonders. Dem Sport kann ich nun weit mehr Begeisterung abgewinnen, jedoch zum Extremsportler bin ich nicht ambitioniert, wie pränatale Bestandsaufnahmen vermuten ließen. Meine hervorragenden kognitiven Fähigkeiten, mein sprachliches Talent, konnte ich nicht einmal im Kleinkindalter verbergen. Meine Mama hat mir sehr viel Zeit geschenkt, viel Vertrauen gezeigt und bewiesen, dass ich mich ausgesprochen gut entwickeln konnte. Nicht zu vergessen: Ich fand diesen ersehnten Zugang zu dieser Frau – meiner Oma. Die mit Sicherheit, gleich nach Mama und Papa als drittwichtigster Mensch in meinem Leben eine wichtige Rolle spielte. Ich durfte sehr viel Zeit mit ihr und bei ihr verbringen. Sie schenkte mir nahezu fast jedes ihrer arbeitsfreien Wochenenden. Meine Kindheit wurde durch sie sehr bereichert. Wir standen uns sehr nahe und durften diese besondere Verbindung neunzehn Jahre lang vertrauensvoll leben.“

Wer wandelt nun in unser Leben?

Es waren diese besonderen Tage zwischen Weihnachten und dem Fest der Heiligen Drei Könige. Diese Tage, die uns Menschen einerseits durch eine nachdenkliche, besinnliche und oft auch unruhige Zeit der Raunächte führen. Andererseits schenken sie mit dem Jahreswechsel die Möglichkeit, Vergangenes zu reflektieren, Altes loszulassen, Vieles zu entrümpeln und Verdienste in das Neue Jahr mitzunehmen. In diesen Tagen und Nächten, sagt man, stehen die Tore zur Anderswelt weit offen.

An einem dieser magischen, energiereichen Tage, saß ich nachdenklich auf dem Sofa. Ich erinnere mich genau an diesen Nachmittag. Es war ganz still und ruhig in unserem Haus. In Gedanken versunken, erschien mir ein Name vor meinen Augen. Dieser Name schwirrte ständig herum! Mein Kopf buchstabierte unentwegt vier Buchstaben: Nora. Immer wieder sprach ich diesen Namen wortlos vor mich hin. „Warum nimmt dieser weibliche Name hier und jetzt diesen Raum in Anspruch?“, dachte ich lautlos. Eigentlich kannte ich keine Nora. „Wer sollte sie sein?“, fragte ich mich. Der Gedanke an Nora ließ mich nicht mehr los.

Wie ein Blitz durchzuckte es meinen Körper. „Ich bin schwanger. Ich erwarte ein Kind.“ Dieses Gefühl war zeitgleich so unheimlich stark. Eine schier unglaubliche Sicherheit machte sich breit. Für mich gab es augenblicklich keine Zweifel. Natürlich kam mir Minuten später kurz der Gedanke, ich könnte mir nur etwas einbilden. Eine Wunschvorstellung, die ich möglicherweise in all den Jahren zuvor verdrängt hatte, könnte sich zu einem Hirngespinst entwickelt haben. Ich versuchte sofort, meinen Verstand wieder auf die richtige Schiene zu führen. Aber dennoch, dieses innere Wissen, schwanger zu sein, machte sich unwahrscheinlich breit und hatte keinesfalls vor, sich in irgendeiner Weise irritieren zu lassen. Mein nächster Gedanke meldete sich sogleich. Wie fühlt es sich an, nach so vielen Jahren noch ein Kind zu erwarten und für dieses die Verantwortung tragen zu dürfen? Ich ertappte mich dabei, dass es mich, obwohl ich bereits auf vierzig vollendete Jahre meines Lebens zurückblickte, nicht erschreckte und schon gar nicht schockierte. Je länger ich nachdachte über diese Situation, umso besser gefiel sie mir. Ich konnte mich gar dafür begeistern, diesem neuen Ereignis ein freudvolles Lachen zu schenken. Woher kam plötzlich diese Wendung? Der Gedanke, der all die Jahre zuvor unvorstellbar war und meiner Meinung nach nicht annähernd in meine damalige Lebensplanung gepasst hatte, überraschte mich nun mit der Feststellung, dass ein zweites Kind jedoch ein Fixpunkt meines Seelenplanes wäre.

Wenngleich sich mein Verstand meldete und mir in Erinnerung rief, dass aufgrund der Komplikationen meiner ersten Schwangerschaft, eine Menge Mut dazu nötig sei und die Unvernunft über die Vernunft oder das Herz über den Kopf gesiegt hatte. Entsprechend meiner Erfahrungen erwartete ich keinesfalls einen emotionalen und vor Gesundheit strotzenden Spaziergang durch die bevorstehenden neun Monate. Mir war von Anfang an bewusst, es könnte durchaus eher einer Pilgerreise mit Steilhängen, Hindernissen und so manchen Erschöpfungszuständen gleichen. Aber ich sah eine Riesenchance, nun alles anders zu steuern, mich von den Altlasten der ersten Schwangerschaft zu lösen, mir auch zu beweisen, dass dieses Mal alles bestens klappen würde, sozusagen genau nach meinen Wünschen. Zuversicht, die Freude und auch die Chance auf meine persönliche Entwicklung, ließen mich erwartungsvoll in die Zukunft blicken. Abends erzählte ich meinem Mann von meiner neu gewonnenen Erkenntnis. – Der vorerst skeptisch auf mein sicheres Gefühl, schwanger zu sein, reagierte. In dieser kurzen Zeitspanne, wäre es auch gar nicht möglich gewesen, medizinisch einen Beweis zu erbringen. Er meinte nur: „Warten wir ab, ich glaube, du verrennst dich da!“ Für ihn ging es nicht darum, ein weiteres Kind in Frage zu stellen, vielmehr Zweifel hinsichtlich meiner Sicherheit in Bezug auf meine Wahrnehmung zu hegen.

Es dauerte noch circa vierzehn Tage, bis mir auch mein Körper zu verstehen gab: Es will jemand zu dir! Mein Mann und ich durften zwei Monate dieses kleine, große Geheimnis für uns behalten. Im dritten Monat überraschte mich mein Erstgeborener, damals schon 13-jähriger Sohn, mit der spontanen Frage: „Mama, bekommst du ein Baby?“ Ich fühlte mich ertappt und starrte ihn wortlos an. Diese Frage ohne Ankündigung derart direkt zwischen Mittagessen und Hausarbeit gestellt zu bekommen, machte mich sprachlos. Es war mir zu diesem Zeitpunkt weder körperlich anzusehen noch litt ich unter der lästigen Übelkeit, die eventuell Verdacht aufkommen hätte lassen können. Nachdem ich ihm die Frage beantwortet hatte, da es mir nicht richtig erschien, ihn mit einer ausweichenden Antwort stehen zu lassen, erfuhr er es unerwartet und situationsbedingt. Uns Eltern wurde somit die Gelegenheit für eine feierliche Ankündigung genommen. Was jedoch blieb, war die Erkenntnis, welch feinfühlender Sohn uns geschenkt worden war, der etwas spürte, was weder sichtbar war noch in irgendeiner Form Gestalt zeigte. Es war für mich wieder einmal der Beweis, energetische Mitteilung funktioniert auf wunderbare Weise. Es braucht dafür nicht zwangsläufig erklärende Worte. Sie bedient sich lediglich der Sensitivität unser aller, die offen sind, dies als Geschenk auch annehmen zu können. Von diesem Zeitpunkt an trugen wir drei dieses Geheimnis mit uns. Es war wohl die unbeschwerte Zeit meiner Schwangerschaft, wie ich später noch erfahren musste und erkennen durfte.

Es kam die Zeit, in der ich mir die formelle Bestätigung vom Arzt holte und zeitgleich feststellen musste, dass dieser auch wirklich nichts ausließ, um meine Euphorie zu dämpfen. Er, der natürlich noch die Komplikationen meiner ersten Schwangerschaft im Gedächtnis hatte, sah diese Schwangerschaft von Anfang an mit unglaublichen Bedenken. Mein Alter wurde gleich einmal an die erste Stelle gerückt. Auf den Umstand, dass aufgrund meines Alters das Risiko eines Kindes mit Chromosomenschaden sehr hoch sei, machte man mich gleich im Vorfeld aufmerksam. Ich wurde mit vielen „vernünftigen Einsichten“ konfrontiert, die ich in dieser Form nicht erwartet hatte. Die Ansicht, jedes Kind sei ein Geschenk Gottes, teilten demnach nicht alle Menschen in meinem Umfeld, so wie ich ursprünglich gedacht hatte. Ich konnte deutlich spüren, dass der Druck gleichsam in jeder Form zunahm. Mich einer Fruchtwasserpunktion zu entziehen, haben sämtliche Mediziner mit größtem Unverständnis aufgenommen. Die Risiken dieser Untersuchung wollte ich keinesfalls eingehen. Erstens war ich mir ziemlich sicher, dass, egal mit welchen Krankheiten wir konfrontiert werden, *Down Syndrom* nicht unser Lebensglück maßgeblich beeinflussen würde. Zweitens erinnerte ich mich immer wieder an diese besondere Erfahrung der Seelenempfängnis und wusste, dass ich sie nicht gehen lassen wollte und durfte, egal welche unerwarteten Probleme auf uns zukommen könnten.

Welchen Zweck hätte eine *Amniozentese* erfüllt, außer der eines zusätzlichen Gewissenskonfliktes? Wir waren uns einig, es gibt keinen Abbruch, dem wir als Eltern zustimmen würden. Wer räumt sich das Recht ein, etwas regeln zu dürfen, was außerhalb der Norm liegt? Wem steht es zu, den Normbereich festzulegen und jegliche Abweichungen in Bezug auf Menschsein mit dem Wort „Schaden" zu titulieren? Mir wurden in dieser Zeit die Augen geöffnet, wie über den Wert des Menschen gedacht und empfunden wird. Allen „guten" Ratschlägen zum Trotz, habe ich mir geschworen, mit möglichen Konsequenzen jeder Art umgehen zu lernen und nicht Richter über Leben und Tod von Ungeborenen spielen zu dürfen.

Der errechnete Geburtstermin unseres Babys fiel ziemlich zeitgleich auf meinen Geburtstag Ende September. Alleine dies nahm ich schon als weiteres Lebensgeschenk wahr. Dass sich der Druck, einerseits durch unsere hochtechnologisierte Medizin, andererseits durch mich selbst erhöhte, war zu erwarten.

Ich hatte das Bedürfnis, etwas beweisen zu wollen und somit alle Bedenken meines Umfeldes auszuräumen. Es ist gut nachzuempfinden, dass sich Infektionen und sämtliche Komplikationen erneut bemerkbar machten. Im Bewusstsein dessen, dass es nicht optimal läuft, und dass das Ungeborene aus welchem Grund auch immer, nicht ausreichend genährt werden kann, stellt sich zwangsläufig ein Kampf zwischen Kopf, Herz und Bauch ein. Dies hatte zur Folge, dass unser Baby sieben Wochen zu früh kam und ich mir eingestehen musste, kein Profi in punkto Schwangerschaft und Geburt zu sein. Wieder einmal wurden mir die Wehen und die körperlichen Geburtsschmerzen erspart, aber auch die Glücksmomente und euphorischen Gefühle einer gelungenen Geburt genommen. Es liegt wohl auch in meiner Natur, dem Gebären von Kindern als Ausdruck des „Weiblichen" einen hohen Stellenwert einzuräumen.

Die zweite Seele spricht:

„Du hast mich gerufen. Jetzt bin ich da! Nun bin ich geboren. Das war die reinste Tortur. Diese Männer mit den grünen Kitteln haben mich so schnell aus deinem Leib gerissen, dass mir jegliche Orientierung fehlt. Ich fühle mich total verloren und haltlos. Ich nahm diese festen Griffe wahr, dieses grelle Licht und den kaum auszuhaltenden Lärm in diesem Raum. Diese Hektik machte mir unheimlich zu schaffen. Mir wurde ganz schwindelig von diesen vielen Maßnahmen, die diese Grün-Bekittelten mit mir durchführten. Ich habe den ersten Schock meines gerade begonnenen Lebens und weiß nicht, wo ich bin. Narkotisiert entgeht dir mein Geburtsgeschehen, für mich unerreichbar, weit weg. So viele fremde Menschen berühren meinen kleinen Leib. Ich kann nicht wahrnehmen. Bin es ich? Sind es sie? Ich kenne sie nicht. Ich fühle mich alleine und stelle fest, dass sie mich an Schläuchen anhängen, verkabeln, in einen Glaskasten stecken und von dir weit weg bringen.

Angeblich wollten sie mich meinem Papa zeigen – durch ein Fensterglas – damit er weiß, dass es gut gegangen ist, dass ich lebe. Aber in dieser Hektik hat diese Schar von grünen Riesen vergessen, ihr Versprechen einzulösen. Jetzt liege ich, weit weg von dir, in einem Raum, in dem einige Glaskästen aneinandergereiht sind. Mir gefällt es hier überhaupt nicht. Was soll ich da? So habe ich mir das nicht vorgestellt. Meine Enttäuschung werde ich nun lauthals zum Ausdruck bringen. Hilfe! Ich schreie um Hilfe, und die nun weißbekittelte Frau dreht mir in meinem wärmenden Glaskasten die Temperatur zurück. Sie meint, dass ich die Wärme aufgrund meiner Energie nicht vertrage. Mein Gott, verstehen die wirklich überhaupt nichts? Ich will doch nur meine Mama herbeischreien, und die meinen, mich abkühlen zu müssen. Wenn das so weitergeht, mache ich noch richtig Ärger! Ich dämmere in meinem hilflosen Zustand stundenlang vor mich hin, fühle mich auf dieser harten Unterlage in diesem bescheuerten Glaskasten, den sie Brutkasten nennen, überhaupt nicht wohl und kann mich hier absolut nicht bewegen. Überall spüre ich an meinem Körper Schläuche und Plastikteile im Gesicht, damit ich Luft bekomme. Ich kann nicht einmal die Masse und Größe meines Körpers fühlen. Jegliche künstliche Begrenzungen verschwimmen in meiner Wahrnehmung. Es stört mich, dass ich hier so eingezwängt bin.

Schwimmen in der Fruchtblase war viel schöner. Außerdem konnte ich da herrlich herumturnen und Saltos schlagen. Wenn ich dem Arzt glauben darf, habe ich schon ein klein wenig mit meinen Kunststücken übertrieben. Wer schafft es schon, so bewegungsfreudig herum zu purzeln, dass das Resultat zwei echte Nabelschnurknoten sind. Diese Situation hier, hilflos ständig wechselnden Menschen ausgeliefert zu sein, ist auch nicht beruhigend. Ich warte immer noch auf Mama, muss jedoch schön langsam feststellen, dass das heute nichts mehr wird.

Jetzt bin ich gerademal einen Tag auf der Welt und ich werde schon vertröstet. Es heißt, ich müsse Geduld haben, denn Mama dürfe erst morgen auf Besuch kommen. Na, herrlich! Das fängt ja gut an. Ich habe mich so beeilt, auf die Welt zu kommen, und nun liege ich in der Warteschleife.

Endlich ist der nächste Tag angebrochen. Heute lerne ich Mama kennen. Da steht sie nun neben meinem Brutkasten, an dem es kleine Schlupflöcher gibt, damit sie mich wenigstens ein bisschen berühren kann. Ein wenig erschrocken ist sie schon. Sie wurde zwar während der Schwangerschaft darauf vorbereitet, dass ich keinesfalls ein Riese werden würde, aber so klein und zart hatte sie wohl noch kein Menschenwesen zu Gesicht bekommen. Als sie meine Fingerchen und Zehen sah, kam ihr schon auch der Gedanke, ob dies nun hier auf Erden noch richtig gedeihen kann. Aber mein süßes

Gesicht und mein engelhafter Ausdruck mit einem Lächeln auf meinem malerischen zarten Mündchen, ließ sie hoffen, dass die Anatomie in den Gliedmaßen schon noch alles zu Ende bringen würde, was so allgemein für Menschen von Vorteil sei. Ich wäre gerne viel näher bei Mama gewesen, aber dieser störende Brutkasten hat keinen zufriedenstellenden Körperkontakt ermöglicht. Mama hat versprochen, mir am nächsten Tag meinen großen Bruder vorzustellen, das stimmt mich nun doch versöhnlich.

Ich kann den nächsten Tag kaum erwarten. Es dauert alles so unglaublich lange. Ich bin so ungeduldig. Außerdem mag ich diese lauten Geräusche dieser entsetzlichen Geräte rund um mich nicht. Ich fühle mich so allein. Ich wehre mich gegen meinen hilflosen Zustand und schreie, bis ich nur mehr sehr schlecht Luft bekomme. Das macht sie hellhörig. Sie beschließen, mit einem Eingriff nachhelfen zu müssen. Eigentlich wollte ich meinen Bruder kennenlernen, aber nein, jetzt werde ich stumm und taub gestellt und man arbeitet an meinem linken Lungenflügel.

Nicht einmal Mama hat man Bescheid gegeben. Zu dritt wollten sie mich besuchen und werden nun nicht auf die Station gelassen, mit den Worten: „Wenn wir mit dem Eingriff fertig sind, erklärt ihnen die Ärztin alles.“ Mama, Papa und mein Bruder müssen vor der Station warten und haben keinen blassen Schimmer, woran man an meinem Körper herumdoktert. Dass sich meine Familie nun richtige Sorgen macht, kann ich verstehen. Sie wissen ja nicht einmal, ob mein Leben gefährdet ist oder ob es ein winzig kleiner Routineeingriff ist, den Neugeborene problemlos wegstecken und Frühchen kaum wahrnehmen, könnte man in aller Naivität zu hoffen wagen, da aufgrund von Dringlichkeiten oftmals Eingriffe bagatellisiert werden. Es bedarf keiner weiteren Aussage, dass dies keineswegs so ist.

Dass Mama nun Angst um mich hat, kann ich fühlen. Möglicherweise wäre dieser Eingriff abzuwenden gewesen, wer weiß. Aber vielleicht ist das alles ja auch eine Komponente meines Seelenplanes, um den zukünftigen Anforderungen gerecht zu werden, im Sinne der Entwicklung, sozusagen.

Apropos Nora! Da hat sich Mama wohl getäuscht. Ich heiße Simon und meine feurige männliche Energie, die werden sie noch kennenlernen. Nun, da bin ich jetzt drei Tage auf der Welt und habe schon ganz viel erlebt. Ich würde mal sagen, den besten Start hatte ich nicht, aber Hoffnung auf rosigere Zeiten darf ich mir auf alle Fälle machen, wenn ich meine Familie genau betrachte."

Mitten in dein Leben

„Ich bin eingetreten, mitten in dein Leben. Ich möchte dich kennenlernen, aber nicht alles von dir und mit dir lernen. Ich will im Spielraum zwischen Himmel und Erde mit dir verbunden sein. Ich wünsche mir, mit dir zu lachen, zu spielen, zu schwimmen, zu wandern, zu reisen, zu erfahren, sodass sich unser beider Horizont weitet. Ich mag den Regenbogen. Siehst du ihn im Spektrum all seiner Farben? Lass uns erkunden, was sich dahinter verbirgt.

Ich mag allem, absolut allem auf den Grund gehen. Nicht zu vergessen, ich werde dir die skurrilsten Fragen stellen, und dich damit manchmal herausfordern. Ich trete in dein Leben, weil ich der bin, der deinen Ruf vernommen hat und ihm gefolgt ist. Du hast dir Neues erbeten. Ich kam in Gestalt eines kleinen, zarten Jungen. Aber unterliege nicht dem Irrtum, dass ich künftig jedem deiner Rufe folge. Ich trete ein, weil ich weiß, dass eine große Aufgabe auf mich wartet. Du denkst anfangs noch, du müsstest mich an der Hand nehmen und führen. Lass Zeit vorüberziehen, dann wirst du erkennen, dass ich dich führe. Ich führe dich hinaus, an den Rand des Systems, um dir zu zeigen, dass es sich dort auch leben lässt. Ich zeige dir einen Platz, der gut geeignet ist, um zu verweilen. Anfangs wirst du als Beobachtende hineinschauen in das Zentrum und mit Wehmut erkennen, dass du mit mir das Feld geräumt hast. Du magst wehmütig verlautbaren, dass du nur sehr ungern diesen Platz in der Mitte aufgibst, weil du dich schon recht gut an ihn gewöhnt hast. Es wird mitunter aufgrund vieler Erlebnisse und Ereignisse dir dann und wann Mühe kosten, den ergatterten Randplatz zu verteidigen, weil du erkennst, dass unser beider Vorstellungen nicht immer gleich ziehen. Ich darf dich aber auch Situationen näher bringen, die dir allmählich veranschaulichen, dass unser Randplatz nicht zwangsläufig ein Nachteil sein muss. Bedenke, erste Reihe fußfrei kann nicht unbedingt zwingend als Qualitätssicherung kategorisiert werden. Erkenne, aus der letzten Reihe wird dir reichlich Überblick geschenkt, den du dir mit Weitblick verschaffen kannst.

Hättest du jemals gedacht, an lauen Sommerabenden, umgeben von all den herrlichen Naturgeräuschen, an einem Buch zu schreiben? Hättest du dir jemals erlaubt, der Muse zu lauschen, ohne schlechten Gewissens festzustellen, dass Pflichterfüllung bei einem selbst beginnt? Musste ich kommen, um dich zu läutern, dir ausreichend Zeit zu schenken für deine kreative Auszeit? Würdest du deiner inneren Stimme lauschen, während du pflichtbewusst einen Punkt nach dem anderen von deiner „Ich hab‘ noch zu erledigen-Liste“ abhakst? Sei ehrlich, hättest du nicht mich in deiner Nähe, hättest du auch nicht diszipliniert daran gedacht, deine verdiente Auszeit auf deiner neuen „Tu es doch-Liste“ zu vermerken.

Ich beantworte nun all die Fragen für dich. Du warst gefangen im Zentrum, das du niemals gewagt hättest zu verlassen, wäre ich nicht gekommen, um dich hinaus zu stoßen, dich zu befreien. Ich bin ein Paradebeispiel dafür, Grenzen zu überschreiten, wo sie mitunter zu eng gesetzt wurden. Um dir mit Sprache zu zeigen, dass sie verletzender sein kann als die Falschheit mancher Systembefürworter. Dass die Grenzen, die ich überschreite, uns zwar aus dem System geworfen haben, mir jedoch Freiraum schenken, um ich selbst zu sein. Mit all meinen Kanten, Ecken, Vorstellungen und Gedanken stehe ich auf der anderen Seite und fühle, dass auch dir der Seitenwechsel allmählich bekommt. Weil du gelernt hast und ich gebe zu, lernen musstest, zurechtzukommen mit meiner Andersartigkeit, die ich in allen Facetten auslebe, um euch zu zeigen, dass ich einfach frei sein will, Freude und Spaß haben möchte, den ich euch lehre, wenn ihr bereit seid, die Fesseln abzulegen.

Mitten in dein Leben durfte ich kommen, um dich zu lehren, dass absolut jedes Gefühl uns selbst näher bringt. Der Hass, die Wut, die Ohnmacht nicht geringer als die Freude, die Lust, die Liebe. Auch wenn es mir schwerfällt, all diese Gefühle richtig zu erkennen und zu kontrollieren, wie es im Allgemeinen von Nutzen ist, um in der Gesellschaft nicht aufzufallen, weiß ich, sie sind Ausdruck des Urmenschlichen und du als meine Mutter wirst in Anlehnung an die Urform der

Mutterliebe damit leben und mit Liebe darüber schreiben – aus tiefstem Verständnis für das Leben in seiner ursprünglichsten Form.“

Besondere Erfahrungen mit unseren Lehrmeistern, den Kindern

Ich habe zwei Kindern das Leben geschenkt. Wenngleich der Start ins Leben für beide nicht wie im Bilderbuch erfolgte, so wage ich zu behaupten, dass der Verlauf der Geburt als grundsteinlegender Faktor von wirksamer Bedeutung ist. Der weitere Lebensverlauf wird maßgeblich vom Geburtsgeschehen beeinflusst. Dauerhafte Nachwirkungen, Folgen und Schäden, die aus einer sehr schwierigen Geburt resultieren, bedürfen häufig spezieller therapeutischer Maßnahmen, die eine Aufarbeitung ermöglichen. Im weiteren Entwicklungsverlauf kommt es aber auch auf die Erfahrungen an, die Kinder in frühen sehr sensiblen, prägenden Zeitphasen erleben. Zunächst natürlich sind es Erfahrungen im engsten Familienkreis. Später weitet sich das Umfeld und es kommen wichtige Erfahrungen hinzu. Nun, als Mutter zweier Frühgeborener durfte ich ganz spezielle Erfahrungen mit Kindern sammeln. Wie heißt es so schön? Man bekommt niemals Aufgaben und Anforderungen gestellt, die nicht zu bewältigen wären. Dies erlaubt nun, rückblickend, diese Erfahrungen nochmals aufleben zu lassen. Vergangene Erlebnisse als Erkenntnisse zu Papier zu bringen.

Wie geht es – allgemein betrachtet – Müttern, die erfahrungsgemäß anerkennen müssen, dass ihre Kinder nicht das Bedürfnis hatten, den von Natur aus vorgegebenen Zeitrahmen von neun Monaten im Mutterleib zu nützen? Wie geht es Frauen, wenn sie mit Kräften konfrontiert werden, die sie nicht unter Kontrolle bewahren können? Nagt es gar am weiblichen Bewusstsein, es nicht bis in den Zieleinlauf einer 40-wöchigen Schwangerschaft geschafft zu haben? Stellt uns das Leben selbst vor höhere Anforderungen, weil alles „Normale" zu einfach und unkompliziert gewesen wäre? Weil die erste Zeit mit ausgereiften Neugeborenen möglicherweise ein Kinderspiel gewesen wäre, an dem wir nur unzureichende Gelegenheiten erhalten hätten, um Erfahrungen nicht nur auf der Sonnenseite, sondern auch im Schattenbereich zu machen? „Ja", ich denke, „so muss es wohl sein". Wachstum erfordert, mit all den dunklen Seiten konfrontiert zu werden, um das Licht auf der anderen Seite wertschätzend wahrnehmen zu können. Das Gefühl, oftmals vom Leben verwöhnt geworden zu sein, hätte aus uns allen nicht den Menschen gemacht, den es offensichtlich braucht, um an ihm zu wachsen. Oftmals höre ich von Müttern mit Babys, die auf natürlichem Wege, nach normaler Geburt, das Licht der Welt erblickt haben, dass die schlaflosen Nächte anstrengend seien. Kann sich jemand vorstellen, dass Nächte mit unreifen Neugeborenen diese Anstrengungen noch übersteigen, weil folglich die Zeiten der Nahrungsaufnahme verkürzt sind? Die traumatischen Geburtserfahrungen für die Säuglinge ein unruhiges Nachspiel nach sich ziehen und der Geburtsschock nicht ohne weiteres Zutun, durch die Zeit geheilt wird? Zeit alleine ist nicht imstande, alles zu heilen. Dafür braucht es mehrere Komponenten, die wirksam auflösen, was sich an Folgesymptomen nach und nach zeigt.

Das Handling von Frühgeborenen spielt eine etwas andere und überaus wichtige Rolle in der Betreuung. Unreife bringt oftmals eine Anzahl von Mangelerscheinungen, erhöhten Befindlichkeitsstörungen, ein schwaches Immunsystem und somit erhöhtes Auftreten von Anfälligkeiten mit. Die Empfindsamkeit der Frühgeborenen kann dermaßen übersteigert sein, dass ein „herkömmliches Anpassen" nicht möglich ist oder die Entwicklung eher hemmt als fördert. Die Betreuung von Frühgeborenen ist einer Gratwanderung mit erhöhtem Einfühlungsvermögen gleichzusetzen. Lebensumstände der Eltern müssen demnach auch entsprechend angepasst werden, um die Situation bestmöglich zu bewältigen. Wir lernen gleich einmal als Eltern, Rücksicht zu nehmen auf die Bedürfnisse der Kleinen, die nicht immer im Gleichklang mit unseren Bedürfnissen stehen. Wir lernen, rund um die Uhr für unsere Kinder da zu sein. Unerwartete Situationen erfordern oftmals, unsere Termine, die durchaus auch oberste Priorität haben, nach hinten zu schieben. Wir lernen, unseren Freiraum, der bis vor der Geburt nahezu grenzenlos schien, mit einem anderen Lebewesen zu teilen. Wir erfahren, wie sich schlaflose Nächte auf unsere Gesundheit auswirken und erkennen, dass uns permanenter Schlafmangel an Grenzen bringt. Wir sind aufgefordert, uns vor jeglichen negativen Einflüssen, die in geschwächten Lebenssituationen leichtes Spiel haben, zu schützen. Wir müssen anerkennen, dass unsere eigenen Bedürfnisse oftmals hintangestellt werden müssen, weil es die Situation nicht zulässt, uns unseren Gelüsten allzeit zu widmen. Der Freiraum wird enger. Die Freizeit verkürzt sich plötzlich um ein Vielfaches.

Was ist nun das Wunderbare an diesem Kinderthema? Das Wunderbare ist, dass der Freiraum und die Freizeit schon sehr bald mit einer ganz anderen Qualität geschätzt und genossen werden. Dass die erste Nacht, in der der kleine Liebling endlich mal durchschläft, der *Heiligen Nacht* gleicht. Dass man den Erfolg an den vermeintlich kleinen Dingen des Lebens dermaßen schätzen lernt, dass sich Glück nun intensiver anfühlt als früher, in einer Zeit, in der Vieles als selbstverständlich empfunden wurde.

Vor unserer Elternschaft lief alles geplant, gut organisiert. Es gab kaum Pannen, denen wir uns in Demut zu fügen hatten. Wir gaben anderen Menschen nicht die Möglichkeit, sich in unser Leben nachhaltig einzumischen. Mit Familienzuwachs ändert sich dies nun schlagartig. Auf einmal gibt es viele Ratschläge von außen. Jeder will es bloß gut meinen. Kann mit diesen Ratschlägen wirklich immer geholfen werden? Jeder im Umfeld bringt nun deutlich zum Ausdruck, woran es mangelt, wenn es nicht wie gewünscht läuft. Mit unzähligen Kommentaren ist man als junge oder auch ältere Mutter plötzlich konfrontiert. Es ist angesagt, sich vor einer ganzen Horde von gutmeinenden Rechthabern zu schützen. Gerade als Mutter eines besonderen Kindes hat man oftmals Mühe, sich vor erzieherischen Ratschlägen abzuschirmen, um nicht sprichwörtlich von den „Schlägen" getroffen zu werden. Ich habe mich des Öfteren gefragt, warum es in der Natur des Menschen liegt, dass der Mensch generell für sein Gegenüber immer Lösungsvorschläge parat hat, während der Betreffende selbst genauso auf der Stelle herumtritt und für dessen Gegenüber dem Anschein nach auch nicht wirklich weiter kommt. Haben wir Mütter, Väter, Großeltern, Geschwister, Pädagogen, Therapeuten so viele Erziehungsratgeber gelesen, uns von Super-Nannys mit voller Überzeugung Strategien abgeschaut, die wir unter allen Umständen an das Kind bringen wollen? Haben wir in pädagogischen Lehrbüchern so lange geblättert, um fundierte Argumente zur Ausrede zu haben, um nicht auf unser Bauchgefühl und unser Herz hören zu müssen? Macht es uns mittlerweile gar Angst, unseren Gefühlen zu vertrauen, weil sie und unser ganz natürlicher Hausverstand nicht als wissenschaftlich fundierte Dokumentation mittels *App* heruntergeladen werden kann? Schenken wir häufig dem Außen mehr Vertrauen als unserem Inneren? Meinen wir wirklich, den Erfolg in der Außenwelt zu finden?

Ich persönlich habe die Erfahrung gemacht, dass ausgebildete Pädagogen oftmals wahrhaft bemüht sind, ihren Platz im Wirkungsbereich zu verteidigen. Es könnte doch ein Kollege, oftmals Konkurrent, den angewärmten Platz in unseren Institutionen, die erworbene Position, streitig machen. In Kindergärten und Schulen wird nicht selten auf Kosten der Kinder experimentiert und auf deren Seelen herumgetrampelt, damit die Kompetenz mancher Pädagogen unter Beweis gestellt werden kann, um folglich ein persönlich zufriedenstellendes Zeugnis von oberster Instanz ausgestellt zu bekommen.

Warum sind wir bloß so feige? Warum ist uns unser Ansehen wichtiger als das Wohl aller und vor allem unserer Kinder? Fehlt es uns an Mut, den vertrauten Weg zu verlassen? Einfach einmal einen anderen, neuen Weg einzuschlagen und uns in unseren Kindern als vorgehaltenem Spiegel zu sehen. Ich als Mutter habe dies nie aus einem etwaigen Gefühl des Vollkommenseins gescheut zu tun. Wünschen würde ich mir vielmehr, dass jeder, der in Kontakt mit Kindern steht, diesen Spiegel für sich nützt. Sobald ich in Kontakt zu einem Kind stehe, habe ich eine Beziehung. Dies gilt nicht nur für Eltern, Großeltern und Verwandte. Pädagoginnen und Betreuerinnen, sei es im Kindergarten oder in der Schule, haben zu jedem einzelnen Kind eine Beziehung. Man darf und kann von jedem Kind, und sei es noch so eigenwillig, besonders, schräg, unangepasst, rebellisch, etwas lernen. Die Frage, ob man tatsächlich als Persönlichkeit so gestärkt ist, dass man sich erlaubt, dies zu nützen und diese „überpersonale Möglichkeit“ auch wahrnimmt, ist letztendlich einfach eine Entscheidung. Man kann schon einmal eine Chance vorüberziehen lassen, weil man partout von seinem kleinen Gegenüber nichts lernen möchte. Besser stellt man sich dann gleich darauf ein, dass man hiermit die nächste Auseinandersetzungsmöglichkeit herbeizieht. Unser Leben ist nämlich absolut zuverlässig, wenn es um lehrreiche Wiederholung geht. Ich als Mama habe mir angewöhnt, die Chance gleich beim ersten Mal am Schopf zu packen, denn für mich braucht es nicht mehr den Lernfaktor des Wiederholens, den habe ich bereits mit aller Vehemenz kennengelernt. Ich kenne sehr gut das Problem unserer bildenden Institutionen, in denen Pädagogen täglich damit konfrontiert sind, einen Raum für alle zu schaffen, der bestmöglich den Anforderungen ALLER entspricht. Dass dies aufgrund der Andersartigkeit mancher Persönlichkeiten nicht den Idealzustand erreichen kann, muss nicht extra erwähnt werden. Ausgrenzung kann aber niemals die Lösung sein. Wir dürfen uns sehr wohl vor Augen führen, dass die Wörter *Integration* und *Inklusion* mittlerweile in den Wortschatz unser aller Einzug gehalten haben.

Die halbe Welt spricht von Integration, sie täglich zu leben, gelingt uns nach wie vor nicht. Jemanden zu verstehen geben, „du passt hier nicht herein, weil du nicht so tust, wie ich es gerade im Moment haben möchte", ist eine Gangart in der Pädagogik, die bis in die Jetztzeit zu spüren ist. Somit gestattet unser System, dass von Kindestagen an die Spreu vom Weizen getrennt wird. Jahre später, wenn das stattliche Budget für Sondereinrichtungen den Rahmen sprengt, wird evaluiert. Experten sind bemüht, neuerlich eine Bestandsaufnahme an Kindern vorzunehmen und fachmännisch wird bewertet, wer es verdient, nun doch wieder in das System zurückgeführt zu werden. Vorher auszugrenzen, dann mit allen nur erdenklichen Mitteln an einer umsetzbaren Integration wieder so manches gut machen zu wollen, ist ein Leiden unserer Gesellschaft, unseres Systems.

Ich habe, wie gesagt, zwei Söhnen das Leben geschenkt. Darf ich überhaupt den Anspruch erheben, mir erlauben, über Erfahrungen mit Kindern zu schreiben? Gewiss gibt es Frauen, die weit mehr Erfahrungen auf diesem Gebiet sammeln durften. Zum einen, weil sie mehrere Kinder geboren haben und diese im Verband einer Großfamilie begleiten, zum anderen als Fachkräfte im Berufsalltag regelmäßig Kinder betreuen. Ich schreibe keinesfalls als Expertin, weil ich mir gar nicht anmaßen möchte, Fachexpertin in der Kindererziehung zu sein. Ich lasse ganz einfach Erfahrungen auf Papier fließen. Erfahrungen, die man generell als Mutter macht. Solche, die das Familienleben beleben, bereichern, spannend machen, manchmal aber auch in Konstellation aller Beteiligten extrem fordern. Was habe ich richtig gemacht? Was hätte anders laufen können? Fragen, die sich vermutlich jede Mutter, jeder Vater im Laufe des Elterndaseins stellen. Ich nutze meine Erlebnisse, um auf folgende Themenfrage eine Antwort zu erhalten. Was macht eigentlich eine gute Mutter aus?

Darf sich eine Mutter in ihrer Rolle als perfekt einstufen, wenn sie ihre Kinder im Sinne der Gesellschaft zu ordentlichen, angepassten, netten, freundlichen Menschen erzogen hat? Ist sie auf der richtigen Spur, wenn sie Kindern ausreichend Freiraum gewährt für individuelle Entwicklung? Darf sich eine Frau als liebende Mutter fühlen, wenn sie ihre Kinder im Vertrauen darauf begleitet, dass selbst krasseste Entwicklungssituationen vorüberziehen und Entwicklung irgendwann wohlwollend betrachtet abgeschlossen scheint und Kinder in die Selbstverantwortung entlassen werden können? Verdient man sich als verantwortungsbewusste Mutter Bonuspunkte, wenn man Werte wie Dankbarkeit, Aufrichtigkeit und Wertschätzung bestens vermitteln kann? Darf sich eine gute Mutter zeitweise auch eingestehen, manchmal massive Zweifel punkto richtigem Umgang mit kleinen Arbeitsverweigerern zu haben und situationsbedingt stets richtig gehandelt zu haben? Im besten Falle darf man sich rühmen, wenn man alle Punkte gewissenhaft mit Ja beantworten kann.

Gegenfrage: Gibt es eigentlich auch schlechte Mütter? Woran würden wir sie erkennen? Mir ist noch nie eine begegnet. Wir alle sind nicht perfekt. Wir wollen in der Begleitung und Erziehung bloß alles richtig machen und wissen oft selbst nicht, was eigentlich richtig ist. Wenn es ein *Richtig* gibt, muss es auch ein *Falsch* geben! Wer beurteilt das, außer kritische Mütter? Wir erlauben uns, nach bestem Wissen und Gewissen einen neuen Menschen zu formen, zu prägen. Die Erkenntnis nach den ersten Versuchen lässt uns im Nachhinein durchaus unsicher und so manches Mal ratlos in die Zukunft blicken. Wir alle wollen das Beste für unsere Kinder, sind überzeugt, zu wissen, was das sei und ertappen uns dabei, feststellen zu müssen, dass unser „Bestes" nicht konform mit den Vorstellungen unserer Nachkommen ist.

Ich persönlich habe erlebt, dass Seelen in den Spielraum ziehen, die kaum einer Führung, geschweige denn einer Erziehung bedürfen, weil sie sich derart pflegeleicht und selbstverständlich ohne unser Zutun in unser System Familie, in die Institutionen Kindergarten und Schule und letztlich in den Arbeitsplatz einfügen, dass Begleitung im Nachhinein einem Kinderspiel glich. Ich durfte aber auch das Gegenteil kennenlernen. Dass Erdenbürger alles in Frage stellen, sich jeglichen

Regeln und Grenzen permanent widersetzen, um ihren Weg mit Vehemenz und übersteigertem Durchsetzungsvermögen anzutreten. Was im ersten Fall ohne jegliche Mühen alle freudigen Erwartungshaltungen erfüllt, kann im zweiten Fall in extremen Herausforderungen, alltäglichen Anforderungen einer ständigen Gratwanderung zwischen Sanftmut und Rebellion gleichen. In diesem Fall bleibt mit Eintritt in den Spielraum kein Stein auf dem anderen. Die strapaziösen Anforderungen lassen uns des Öfteren verzweifelt den Kopf schüttelnd feststellen, dass unangebrachte Emotionen unserer Kleinen dermaßen unkontrolliert ausbrechen, als würde *Ätna* tätig werden. Sich nicht anstecken zu lassen, von derart unkontrollierten Gefühlsausbrüchen, bedarf eines Reifeprozesses, den man als Erwachsener mit Kindern durchlaufen darf. Im Allgemeinen sind wir stolz darauf, es Reifung und Wachstum durch unsere Kinder zu nennen. Im Besonderen ist es ein psychotherapeutischer Prozess, der uns auferlegt wird.

Das Prinzip, Gleiches mit Gleichem anzuwenden, funktioniert in der Homöopathie, jedoch als Entwicklungsstrategie in der Kindererziehung in den seltensten Fällen. Ruhe, Gelassenheit und Geduld in eskalierenden Situationen an den Tag zu legen, bedarf der Meisterdisziplin. Das oftmals so naheliegende Stilmittel der Bestrafung anzuwenden, endet lediglich in der Selbstbestrafung, wie rasch erkannt wird. Ich schreibe hier nicht nur über Kinder, die gerademal Pubertätskrisen für Machtspielchen an den Tag legen. Ich erläutere ganz normale, alltägliche Stimmungslagen sogenannter besonderer Kinder.

Ich bin Mutter eines *besonderen Kindes*. Was heißt das eigentlich? Mein Sohn Simon hat besondere Bedürfnisse. So wird das im Allgemeinen ausgedrückt, wenn ein Kind im körperlichen, seelischen oder geistigen Bereich nicht der Norm entspricht. Für die Normierung gibt es eine Vielzahl von Tabellen, Listen, Statistikauswertungen, Fragebögen zu Verhaltensweisen, die Aufschluss darüber geben, ob man sich im Toleranzbereich der „festgelegten Norm“ befindet und dort zweifellos einzuordnen ist. Simon ist neun Jahre alt. Er ließ sich bis dato nicht ohne Wenn und Aber normgerecht tabellieren. Er ist ganz einfach, wie wir alle und jeder von uns, einzigartig. Der Unterschied zwischen Kindern und Erwachsenen besteht im Grunde genommen nur darin, dass man bei uns Erwachsenen nicht mehr die Notwendigkeit sieht, uns in Kategorien einzuordnen, wenn wir unsere Vorlieben, verstärkte Sensibilität und Schwächen auf unsere Art leben. Ich schreibe über besondere Kinder, die aufgrund einer differenzierten Wahrnehmung auf Umweltbedingungen, Situationen, Veränderungen im gewohnten Ablauf hochgradig empfindsam reagieren. Sensible Reaktionsvorgänge, die sich nicht nur im Sinne von Rückzug, sondern auch im Ausdruck von Abwehr und Konflikten erkennen lassen. Besondere Kinder, die aufgrund ihrer unterschiedlichen Defizite in sozialen Interaktionen Verhaltensmuster zeigen, die einem neurotypischen Gegenüber jenseits von Gut und Böse erscheinen. Kinder, die nach Liebe schreien, sie jedoch nicht in allen Lebenslagen fühlen und erkennen können. Kinder, die sich Ruhe und Stille wünschen, selbst das Gegenteil ausleben. Kinder, die sich nach Frieden sehnen, ihn aber nicht finden, nicht im Innen, nicht im Außen. Kinder, die Begeisterung für Gott und die Welt zeigen, aber selten für schulische Anforderungen. Kinder, die kleinste Glücksmomente mit aller Bescheidenheit derart tief wahrnehmen können, Freude und Glück spontan zeigen, aber im nächsten Moment, Gefahr laufen, sich über kleinstempfundene Ungerechtigkeiten lauthals zu beschweren und ihrem Unmut freien Lauf lassen. Kinder, die eine dermaßen ausgeprägte Fantasie in sich tragen, dass sie in Rollenspielen selbst Puppen zum Leben erwecken. Kinder, die einen Wortschatz besitzen, der im Ausdruck unserer Konversation Begabung zu nennen ist, oder gegenteilig Kinder, die sich weigern, die Sprache als Interaktionsmittel überhaupt einzusetzen. Kinder, die am Rande des Systems stehen, weil sie besonders sind, diese Besonderheit selbst aber nicht anerkennen und akzeptieren. Ich weiß, dass viele Eltern täglich ähnliche Alltagsanforderungen bewältigen müssen. Sie erkennen, dass ihre Kinder dem vorherrschenden Konkurrenzkampf innerhalb unserer Gesellschaft nicht gewachsen sind und ihre Kinder in diesem Spielraum eine andere Rolle spielen, Aufgabe zu erfüllen haben und deren Bedürfnisse ganz anders gelagert sind. Ich wünsche mir, dass allgemeine Wohltätigkeit nicht nur in Form von materieller Zuwendung stattfindet, sondern dass diesen Kindern Chancen eingeräumt werden, von denen wir heute ausschließlich träumen können.

Zeit des Abstillens als besondere Erfahrung

Ich erinnere mich an den Sommer 2010. Seit geraumer Zeit fühlte ich, dass es allmählich Zeit wurde, an das Abstillen zu denken. Ich spürte, dass es für meinen kleinen Sohn nicht mehr passte, länger an der Brust ernährt zu werden. Abstillen ist für uns Frauen immer irgendwie ein sensibles Thema, überhaupt beim letzten Kind fällt es uns Müttern zugegebenermaßen schwer. Wir fühlen, es muss geschehen, dennoch überkommt uns oft Sentimentalität und gleichzeitig fürchten wir diese Situation, weil sich im Vorhinein nicht abschätzen lässt, wie der Säugling reagiert. Gewöhnt sich das Kind problemlos an die Umstellung oder rebelliert es und fordert es die Brust nach wie vor ein, obwohl es den alleinigen Zweck des Nährens schon lange nicht mehr erfüllt. Zweiteres war bei uns zu erwarten. Als Mutter scheut man diese unvermeidbare, aber notwendige Maßnahme, weil sehr viel körperliche Nähe mit dem Abstillen verloren geht.

Mit Hilfe der *Polymorphen Transformation*, die in den nächsten Kapiteln eingehend erklärt wird, legten wir damals genau den idealen Tag beziehungsweise die Nacht fest, in der die Brust nicht mehr angeboten wird. Im Vorfeld hörte ich bereits die nächtlichen Protestschreie, wie ich unser Kind einschätzte. Wir testeten aus, ausschließlich Hochnehmen und Beruhigen sei erlaubt, Brust tabu. Da die Testung ein hundertprozentiges korrektes Handeln versicherte, war ich von nun an mental auf Erfolg ohne Komplikationen eingestellt. Die wunderbare Nachricht: Es funktionierte einwandfrei! Unser Sohn meldete sich zwei- bis dreimal in dieser Nacht. Ich nahm ihn, wie besprochen, hoch, beruhigte ihn und erklärte ihm, dass er nicht mehr trinken bräuchte und legte ihn in sein Bettchen zurück. Unglaublich, er ließ es tatsächlich geschehen! Wer hätte das gedacht! Ab der nächsten Nacht schlief unser Kleiner durch. Für uns war das ein Wunder. Dass dies nun doch so problemlos und rasch funktionierte, er auch bereit war, diese Entscheidung ohne weiteres zu akzeptieren, hätten wir noch Wochen zuvor nicht für möglich gehalten. Ich spüre heute noch das Glücksgefühl des Erfolges. Wir haben es geschafft, ohne Schäden und Folgen, zum richtigen Zeitpunkt, die Brust als tägliches Ritual, zukünftig aus dem Spiel zu lassen. An den darauffolgenden beiden Tagen durfte noch zweimal, beziehungsweise am zweiten Tag einmal tagsüber gestillt werden, um das Ausschleichen auch für mich als Mutter zu adaptieren, um den Milchfluss einzudämmen. Ich wusste somit, an jenem Tag, um 15 Uhr, würde es endgültig das letzte Mal in meinem Leben sein, ein Kind zu stillen. Sentimental erlabte ich mich an diesen überaus wohligen Gefühlen, die im Ritual des Säugens uns Müttern so gut tun. Dies war für mich ein absolut heiliger Augenblick, der an Gegenwärtigkeit kaum zu übertreffen war.

Dieser Erfolg des Abstillens und das Erkennen der angenehmen Folgen, nämlich des Durchschlafens und damit verbundenen Ausgeglichenseins bleibt mir in wunderbarer Erinnerung. Der anteilige Erfolg durch die kinesiologische Austestung darf keinesfalls unerwähnt bleiben. Ich habe dadurch eine immense innere Sicherheit gespürt, die für diesen letzten Akt des Nährens notwendig war. Denn ist sich die Mutter unsicher über den Zeitpunkt und die exakte Vorgehensweise, spürt das Kind diese Unsicherheit und ein mäßiger Kampf zwischen Abstillen-wollen und -sollen beginnt. Dieser nicht seltene Konflikt zwischen Müttern und Kindern, der oft als Gewöhnungseffekt die notwendige Erforderlichkeit ablöst, belastet meist beide zu gleichen Teilen. Mit Bestimmtheit ans Ziel zu kommen, ist auch hier das Geheimnis des Erfolges.

Erfolge als Belohnung kontra Phasen des Zweifels

Ich sitze an meinem Schreibtisch. Es ist Zeit, mich einem Thema zu widmen – nämlich dem meines Erfolges. Gerade noch versuche ich, ein Schlupfloch zu entdecken, dieses Kapitel ein wenig vor mir herzuschieben. Wer befasst sich schon gerne mit diesem Thema, wo doch Eigenlob bekanntlich stinkt, so dürfte es mit dem positiven Erfolg, den wir uns selbst zuschreiben, ähnlich sein. Habe ich überhaupt das Recht, über Erfolg schreiben zu dürfen? Ich bin keine akademisch ausgebildete Erfolgstrainerin. Ich bin auch nicht Empfängerin von blitzblank glänzenden Aufstecknadeln und Ehrenurkunden, die bekanntlich Ausdruck des Erfolges in aller Öffentlichkeit darstellen. Ich bin einfach nur ich. Ich bin Ehefrau, Mutter, Haushaltsmanagerin, Chauffeurin, Hausgärtnerin, Köchin, Lehrerin, Ratgeberin, Zuhörerin, Freundin, Schwester und noch vieles mehr in meiner Familie. Ich bin, kurzgesagt, eine ganz normale Frau. Dennoch liegt es mir am Herzen, über Erfolg zu schreiben.

Wir sind ständig hinter ihm her. Er bahnt sich den Weg, scheint genau auf unserer Spur zu liegen, oftmals zum Greifen nahe. Wir strengen uns an, schneller, flotter, flinker zu werden, um ihn endlich zu erwischen, wo er doch eh schon in Sichtweite liegt. Platsch, wir rutschen auf dieser glatten Bahn aus, fallen zu Boden und weg ist er! Auf einmal ist er nicht mehr in unserem

Sichtfeld, nicht mehr zum Greifen nahe. Wir ärgern uns, jammern und bemitleiden uns. Es wäre uns so unglaublich wichtig gewesen, ihn endlich einmal zu erhaschen. Aus Enttäuschung und dermaßen fixiert, auf das Ziel gerichtet, liefern wir uns oft diese Hetzjagd mit dem Erfolg und verlieren dabei das Gefühl für die Fähigkeit, ihn zu erleben. Er eilt uns nicht immer nur voraus. Nein, er ist fixer Bestandteil unseres Seins. Er läuft uns auch nicht davon. Wir müssen nur all unsere Sinne schärfen, um zu erkennen, dass er uns täglich von früh bis spät tatsächlich zur Seite steht. Wir sind einfach nur zu blind, um ihn erkennen zu können.

Der Erfolg zeigt sich zuallererst sehr zurückhaltend als kleiner Same, der gleichmäßig und regelmäßig einfühlsam mit Freude und Dankbarkeit genährt werden will. Als Belohnung gestattet er sich, allmählich größer zu werden, an Umfang zuzunehmen, sich auszudehnen, breiter zu machen. Nun kommt der Augenblick, in dem wir uns schon fast überrumpelt von ihm fühlen. Wächst er zu schnell, macht uns das offensichtlich auch skeptisch und unsicher. Schnell sind wir bemüht, ihn doch noch ein bisschen in Zaum zu halten, ihn erneut in sicherem Abstand als Miniatur in behüteter Verwahrung zu halten. Zu groß sollte er sich schließlich auch nicht zeigen, läuft man doch Gefahr, dass er dann geteilt werden muss. Möglicherweise stehen schon andere Zeitgenossen in unmittelbarer Nähe, die darauf gewartet haben, ein bisschen mitnaschen zu dürfen. Nein, nein, das wollen wir zuallererst nicht. Wir wollen doch dieses feine, süße Erfolgshäppchen alleine genießen, haben wir doch Himmel und Erde in Bewegung gesetzt, dass er sich endlich zeigt. Wir genießen anfangs noch, dieses Eigentumsrecht voll auskosten zu können und alleiniges Anrecht zu besitzen, dass dies nur uns nährt.

Ach, endlich sind wir satt. Wir haben genug davon abbekommen. Es dauert nicht lange, so stellen wir fest, der ungeteilte Erfolg beschert uns keinesfalls vollste Zufriedenheit. Sich den Ruhm ganz alleine einzuverleiben, kann auf Dauer zu unregelmäßiger Gewichtszunahme führen, die uns auf Sicht gesehen sehr unbeweglich macht, unserer Flexibilität im Wege steht und Bewegungen allmählich behindert. Nun muss ein Umdenken stattfinden. Vielleicht sollten wir doch manch andere mitnaschen lassen, sodass es zu keiner metamorphosen Überzuckerung kommt und die übermäßige Kohlenhydratzufuhr unser Sein nicht überstrapaziert? Genau gesagt passt es nicht so richtig. Uns bleibt nichts anderes übrig als im wahrsten Sinne des Wortes abzuspecken, was konkret heißt, unsere Erfolgsfrüchtchen zu teilen.

Rundumblickend stellen wir fest: „Wer will denn eigentlich den Erfolg mit mir teilen?“ Argwohn stellt sich ein. Die Zeitgenossen aus den hinteren Reihen könnten ihn mir eventuell zur Gänze wegschnappen. Die aus den mittleren Reihen gönnen mir mitunter meinen Erfolg gar nicht und könnten versuchen, ihn durch Worte und Gedanken zu schmälern. Die Zeitgenossen der ersten Reihe könnten mir durchaus weniger Konkurrenz sein. Haben sie doch alle selbst genug, sonst wären denen die Plätze der ersten Reihe nicht gesichert. Nun ist Gespür gefragt. Wo lasse ich ihn hinfließen? Ganz nach vorne, wo man mir mit Anerkennung auf die Schulter klopft? Habe ich den Mut, ihn in die mittlere Reihe zu senden, weil ich darauf vertraue, dass sie mit Worten und Gedanken nicht alles zerstören, von dem ich überzeugt bin. Kann ich gar meinen Erfolg loslassen und schenke ihn denen der hintersten Reihe, weil ich darauf vertraue, dass er mir nicht entwendet wird, sondern mehrfach zurückfließt? Haben wir endlich gelernt, ihn dahin fließen zu lassen, wo er die meiste Anerkennung und Wertschätzung erhält?

Erfolg teilen heißt, wunderbaren Menschen, die uns ihre Zeit und Aufmerksamkeit schenken, dankbar für diesen Austausch zu sein, der ermöglicht, Gewinne in allen Reihen zu sehen, zu hören, zu fühlen. Das dürfte wohl die Belohnung für Erfolg auf höchstem Niveau sein.

Wann dürfen wir eigentlich von Erfolg sprechen? Wenn wir das sichere Gefühl haben, etwas absolut richtig gemacht zu haben? Die uns gestellten Anforderungen bravourös erfüllt haben und uns keinerlei Fehler passiert sind? Wenn wir unsere Selbstkritik endlich fallen lassen und nicht dem Versuch unterliegen, auf Anerkennung und Wertschätzung, ein „aber“ entgegnen zu müssen? Fühlen wir Erfolg, wenn wir über schmerzhaften Misserfolg nach einiger Zeit herzhaft lachen können?

Führt uns möglicherweise auch der vermeintliche Misserfolg zum Erfolg, weil wir erst dann erkennen, dass sich nun alles gut und passabel anfühlt? Liegt es generell an uns Menschen, Erfolg mit Ziffern zu bewerten, weil wir von klein auf damit aufgewachsen sind, dass wir Erfolg gleichsam mit Zeugnis gleichsetzen? Von Kindheit an sind wir gefangen in Institutionen, deren oberstes Bestreben ist, aus kleinen Menschen Erfolgsgeier zu machen. Belohnungen und Bewertungen nach vorgegebenen Richtlinien zu verteilen, die Maßstab für uns alle geworden sind, sodass wir als Erwachsene lernen müssen, aus diesem Bewertungsschema wieder hinaus zu finden. Jeder Fehler bringt einen Abzug im Punktesystem, aber gleichzeitig wird versucht, uns beruhigend zu vermitteln, dass man aus Fehlern lernen kann. Benötigen wir vorher immer eine Abwertung, um danach keuchend und schwitzend den steilen Weg zum Erfolg letztendlich doch noch zu erklimmen?

Warum liegt es in unserer Natur, alles zu bewerten? Richtig, falsch, gut, böse, schlimm, brav, erfolgreich, erfolglos? Hoppla, das stimmt ja gar nicht! Erfolglos gibt es nicht. Alles ist der Erfolg von Denken, Tun, Handeln, Agieren, Wünschen. Nur wenn es uns hundertprozentig zufrieden stimmt, haben wir das Gefühl, es war richtig. Jetzt erlauben wir uns von Erfolg zu sprechen, weil diese kritische Stimme „es könnte ja noch besser laufen“, endlich Ruhe gibt. Lasst uns aufhören, Erfolg und Misserfolg aus den Schienen von Gut und Schlecht zu heben.

Wenn wir jemanden kränken, kränken wir uns selbst. Wenn wir Wertschätzung signalisieren, erfahren wir sie. Wenn wir ein *Nicht genügend* eintragen, ziehen wir Mangel heran und geben ihm reichlich Platz und Raum. Oft bemerken wir gar nicht, wie nahe wir dem gewünschten Erfolg sind, weil unsere lauten Stimmen geschwätzig den Misserfolg herbeireden. Aber wir werden lernen und auf dem richtigen Weg sein. In der Spur des Vertrauens sind schon die ersten Schritte gesetzt. Wir werden dieser Spur folgen und lernen, diesen Weg ohne Kompass weiterzugehen. Dann erfahren wir, dass Erfolgsdenken eine Richtung ist, für die man sich entscheidet und man sich erlaubt, den Erfolg auch wert zu sein.

Gedankengut – Erfolg-Reich

Auf einen insgeheimen Wunsch, der sich in meinem Innersten offensichtlich einen Weg gebahnt hat, ein Schlupfloch gesucht hat, um rasch im Außen Erfüllung zu finden, folgte etwas, nämlich tatsächlich die Erfüllung. Gibt es eine andere Beschreibung für Erfolg? Für mich ist es eine Art der Gedankenverwirklichung. Es gibt Situationen im Leben, da wird nicht gezaudert, laschiert, sondern spontan das Gewünschte, Gedachte herbeigezaubert. Wie wäre es, wenn sich jeder unserer Wünsche dermaßen rasch manifestieren würde? Dann wäre es wohl außerordentlich wichtig, sich wirklich nur das zu wünschen, was man tatsächlich in ganzer Tragweite mit aller Konsequenz auch erwarten möchte. Die Folgen und Auswirkungen des Erfolgten wären im Vorhinein bis ins Detail zu realisieren und zu bewerten, ob das Ergebnis dessen auch wirklich dem Gewünschten entspricht. Wir alle, insbesondere Eltern, wünschen uns doch Glück, Gesundheit und Zufriedenheit für unsere Kinder. Woran liegt es eigentlich, wenn sich diese grundeigenen Wünsche nicht auf gewohnte Art und Weise einstellen? Gibt es möglicherweise einen gewissen Prozentsatz der Menschen, die sich nicht Glück, Gesundheit und Zufriedenheit intensiv aus tiefem Herzen gewünscht haben, also Hindernisse den Weg zu den Grundbedürfnissen blockieren? Vielleicht liegt es aber auch an den Maßstäben, die wir individuell setzen.

Während für einige immer wiederkehrende Befindlichkeitsstörungen schon als ein massiver Mangel an Gesundheit empfunden wird, finden andere auch Glück trotz Lebenserkrankungen, die im Laufe der Zeit ihr Symptombild in verschiedensten Schweregraden zum Ausdruck bringen. Während es Menschen gelingt, ihren oft vermeintlich benachteiligten Ist-Zustand zu akzeptieren, nicht gegen ihn anzukämpfen, Glück auch wahrgenommen wird, hadern andere unendlich lange im Sumpf des Opfertums. Opfer zu sein bedeutet, einen Mangel, ein Defizit zu empfinden, Ganzes nicht zuzulassen. Glück und Zufriedenheit bedingen jedoch Ganzes. Wir sprechen niemals vom halben Glück. Entweder wir erkennen Glück, oder wir meinen, auf der anderen Seite, auf der der Unglücksraben beheimatet zu sein. Beim Thema Erfolg sollte man möglichst vergessen, was die Allgemeinheit üblicherweise für Erfolg hält. Ich gestatte mir meine eigene Auffassung.

Erfolg ist das, was mich glücklich macht. Das, was ich von innen heraus und mit Begeisterung tue. Das, was mich mit anderen Menschen in Verbindung bringt, sodass ich Erfahrungen machen kann. Erfolg braucht für mich keine materielle Komponente. Das für viele Kleine und scheinbar Unbedeutende hat seinen Platz in der Welt und ist für mich genauso wichtig wie das Große und Namhafte.

Meine ganz persönliche Erfolgsformel

Mein linkes Ohr schnappte leise eine Frage meines Unterbewusstseins auf. Ich höre: „Hast du nun bemerkt, dass deine Erfolgsformel alltagstauglich ist? Musste man dir wieder einmal eindeutige Beweise liefern?“ Ich lächle und mir wird klar: „Meine letzte glücksbringende Begegnung, die ich mir nicht einmal träumen hätte lassen, fällt unter den Aspekt ‚Zeit-Management durch himmlische Helfer‘.“ Wie kommt es eigentlich zu derartigen Begegnungen, die vor Wochen unmöglich schienen?

Meine Gedankenaussendung muss derart rasch und effizient Manifestationen bewirken, die verstandesmäßig nicht immer begründend erklärbar sind. Vielleicht liegt es daran, dass ich früher oft mit zu hoher Erwartungshaltung hinsichtlich zielführendem, positivem Ausgang im Allgemeinen zu strukturiert und angespannt im Hinblick auf die Wunscherfüllung umging. Auf dass sich meine Vernunft meldete und mir zwei Varianten darlegte. Erstens: Zeit zukünftig perfekt einzuteilen, Tätigkeiten nach Plan zu verrichten, Zeit niemals zu vergeuden und ständig daran zu arbeiten, alle Abläufe zeitgerecht zu organisieren. Zweitens: Der Zeit keine übertriebene Bedeutung zukommen zu lassen, im Vertrauen zu bleiben, dass wir ausreichend davon zur Verfügung haben und summa summarum sich alles immer ausgeht. Zeit, Geld, Arbeitsaufträge,

Termine, Freizeit und wichtige Begegnungen. Da ich nicht perfekt bin und auch nicht daran arbeite, hat sich meine innere Stimme zu Wort gemeldet und mir den Tipp gegeben, es doch von nun an mit Variante zwei zu versuchen.

So lautet eines meiner Lebensmotti: Es geht sich alles immer aus! Diesen Satz werden unsere Kinder noch laut vor sich hinsagen, wenn ich nicht mehr bin, denn Beweise für das Funktionieren gibt es reichlich. Mit diesem Satz versuche ich seit Jahren sämtlichen Aufregungen im Zusammenhang mit eventuellen Unpünktlichkeiten, Fristenversäumnissen, Anhäufung von Arbeitsaufträgen entgegenzuwirken. Meinen Kindern zwar manchmal in angebrachten Situationen ein wenig Tempo vorzuschlagen, aber unnötige Hektik oder gar Panik aus Zeitmangel zu verhindern.

Nach dem Zweitmotto: Wenn es wirklich wichtig ist, passt die Zeit perfekt. Falls nicht, musst du nicht der erste sein, der in das Chaos läuft. Dieses Vertrauen in den für uns allzeit idealen Zeitpunkt, Zeitraum für sämtliche Vorhaben hat uns und mich schon an den unglaublichsten Plätzen die überraschendsten Begegnungen erleben lassen. Die Erkenntnis, dass nicht nur wir Einzelnen die Gestalter unserer Zeit sind, sondern auf anderen Ebenen Einflüsse auf uns massiv wirken, Begegnungen und Beziehungen von unserem erweiterten Umfeld zeitgemäß mitbewirkt werden, lässt uns Abstand zur Überzeugung, Herrscher über unsere Zeit zu sein, bekommen. – Die allzu verbissene Regentschaft aufzugeben, um festzustellen, dass sich dann alles bestmöglich und zeitgerecht entwickelt. Dazu braucht es das Bewusstsein, dass Zeit wertvoll ist, jedoch ein Faktor ist, der zwar durch Konstante Sicherheit gibt, auch wenn das zeitliche Empfinden subjektiv ist. Dieses Empfinden ist direkt verknüpft mit unseren Emotionen. Eine Stunde Zeit mit Arbeitsverweigerern zu verbringen, dauert gefühlte Mehrzeit an, als eine Stunde Beschäftigung mit hochmotivierten Teilnehmern. Davon kann jeder Lehrer, jede Mutter beim Hausaufgabenmachen ein Lied singen. Der Zeit einen gewissen Druck zu nehmen, dürfte wohl eine meiner persönlichen Erfolgsformeln sein. Wir können sie weder anhalten, noch können wir sie vorantreiben, beschleunigen. Wir müssen sie lediglich nützen zum Arbeiten, Schaffen, Kreieren, Lernen, Genießen, Feiern. Dann haben wir alle Zeit der Welt, im Einklang mit uns selbst. Kinder lehren uns, Zeit mit anderen Maßstäben zu messen. Bei freudvoller Beschäftigung nicht auf die Uhr zu blicken. Bei widerwilligen Tätigkeiten Zeit nicht ruhig und still vorüberziehen zu lassen. Sich beim Zähneputzen zu beklagen, wie lange drei Minuten andauern, während ein Videofilm im Schnelldurchlauf erlebt wird.

Erfolg als Belohnung heißt vielmehr, dass er nicht in Zahlen beziffert werden muss, um sich im Leistungsverzeichnis rühmend hervorzuheben. Der Wert unserer aller Kinder liegt darin, alte, nicht mehr dienliche Strukturen aufzubrechen, überholte Erziehungsstile über Bord zu werfen um letztlich die Gesellschaft toleranter zu machen. Integration und Inklusion nicht als Schlagwörter in Schulen zu gebrauchen, sondern mitzuwirken, dass sie auch tatsächlich gelebt werden können.

Erfolge sind nicht darauf zu reduzieren, dass unsere Kinder möglichst gut betitelt in die Selbständigkeit wandeln, sondern, dass sie ihren vorgegebenen Lebensweg frohen Herzens gehen, ihr Seelenlied singen, ihre Glücksmomente genießen können, mit Begeisterung ihre Lebensthemen finden, mit Fantasie ihren Alltag bestreiten, jede von warmen Sonnenstrahlen duftende Blüte bestaunen, Frieden in sich selbst finden, bereit sind, Wasser als kostbares Gut mit anderen zu teilen, die Selbstliebe als Schlüssel zur Liebe erkennen, stets ein Lächeln auf den Lippen haben, mit Magie ihre Seelengefährten ins Leben ziehen, im Wissen, dass wir alle die gleiche Luft atmen. Wenn ich das schaffe, meinen Kinder zu vermitteln, dann fühle ich mich wahrhaftig als Mutter.

3) Katze aus dem Sack

Dich kenn' ich doch!

Du bist in meinem Bauch, wächst in der Gebärmutter heran. Du bist für mich etwas Besonderes. Es mag daran liegen, dass die Wahrnehmung deiner Seelenempfängnis bereits auf spiritueller Ebene ein Erlebnis sondergleichen war. Es liegt auch daran, dass du mir auf gewisse Art und Weise gesendet wurdest. Bereits im Bauch ist spürbar, es liegt ein Auftrag vor, den wir zu diesem Zeitpunkt gar nicht erfassen.

Nun bist du geboren, ein paar Monate alt. Ich sehe dich auf der Krabbeldecke liegen und jetzt ist es wieder da, dieses Gefühl, das mich seit längerer Zeit immer wieder einholt. Du bist nicht irgendwer. Du bist jemand, den ich kenne. So oft habe ich dich, auf der Krabbeldecke, am Rücken liegend, beobachtet. Das Gefühl, dich zu kennen, ist so stark, macht sich immer wieder bemerkbar. Eigenartig, bei deinem Bruder hatte ich das nie. Deinen Bruder sah ich einfach nur als Baby. Ich sah nie eine Vergangenheit. Dich sehe ich, besser gesagt, spüre ich mit Vergangenheit. Du liegst sehr steif und starr hier. Allmählich dürftest du schon etwas beweglicher werden, Interesse und Antrieb für motorische Entwicklung zeigen. Darauf müssen wir wohl noch warten. Für dich ist die Zeit noch nicht reif. Du liegst hier, den Kopf immer wieder leicht nach links geneigt. Wenn du müde bist, ist erkennbar, dass linksseitig der Augenmuskel leicht verkürzt ist. Eine sehr gering ausgeprägte Form des Schielens nehme ich wahr. Du gibst zu erkennen, dass deine linke Körperseite der rechten offensichtlich unterlegen ist. Es beunruhigt mich nicht so sehr, dass sich kleine Auffälligkeiten sichtbar zur Schau stellen, aber du schenkst mir abermals das Gefühl, mir nicht fremd zu sein, nicht als „neue“, unbekannte Seele in unser Leben eingetreten zu sein. Diese Ahnung, wir könnten bereits in meinem jetzigen Leben eine Begegnung gehabt haben, wird immer deutlicher. Dieser Gedanke bleibt im Kopf, lässt sich nicht verscheuchen, wird akzeptiert, im Vertrauen darauf, dass zur rechten Zeit die Ahnung der Gewissheit Platz macht. Mein Vertrauen, dass deine Vergangenheit, der Schlüssel zu verborgenen Einsichten ist, stärkt mich. Zur rechten Zeit, egal wie lange ich darauf warten muss, wird sich die Wahrheit finden. Ich habe des Öfteren in letzter Zeit an mögliche Seelen, die während meiner letzten vierzig Jahre gegangen sind, gedacht, habe mich jedoch niemals, gedanklich in eine bestimmte Richtung aus einer Vermutung heraus, verstandesmäßig lenken lassen. Aber das Gefühl, die Zeit wird es offenbaren, war immer vorhanden.

Diese Gedankengänge vertraute ich auch Frau Dr. Margarita Kern an, einer ausgebildeten Ärztin für Allgemeinmedizin und erfolgreich mit alternativtherapeutischer Praxis seit über zwanzig Jahren als Entwicklerin der *Polymorphen Transformation.* Als Alternativtherapeutin stand sie diesem Thema aufgeschlossen gegenüber, sah aber ebenfalls keine Dringlichkeit, dem Ganzen aus „Neugier“ nachzugehen. Sie betonte vielmehr, aus Gründen des universellen Schutzes davon Abstand zu nehmen, es sei denn, es wolle sich zeigen. Während einer Sitzung war es mir ein Bedürfnis, ihr eine Geschichte anzuvertrauen, die meine Ursprungsfamilie mütterlicherseits betraf. Ich erzählte ihr von einem Mann, zu dem es kein Verwandtschaftsverhältnis gab, den ich aber dennoch aus Kindheitstagen kannte. Früher wollte oder konnte ich kaum Kontakt zu ihm herstellen. Zwischen meinem dreißigsten und vierzigsten Lebensjahr fand neuerlich eine Anbahnung statt. Eine Gelegenheit ergab, dass ich diesen Mann nun als Erwachsene viel besser verstehen konnte als damals als Kind, als Jugendliche.

Dieser Mann war seiner Persönlichkeit nach etwas eigen. Auf gewisse Weise ein Sonderling, aber sehr freundlich und gesellig. Er schien immer guter Laune zu sein. Lag es daran, dass er vieles, was nicht vollkommen war, ausgesprochen gut zu akzeptieren lernte? Lag es daran, dass er auf seine Weise Frieden mit Unzulänglichkeiten, Defiziten und persönlichen Benachteiligungen geschlossen hatte? Lag es daran, dass er das Leben hinzunehmen lernte als das, was es für ihn war? Ein Leben in zwanghafter Bescheidenheit, dem nicht alle Türen offenstanden, der aber stets darauf bedacht war, mit seiner Persönlichkeit neue Türen zu öffnen, sich nicht ausschließen zu lassen. Ein Leben ganz alleingestellt, ohne eigene Familie, zu führen. Sein Leben auch in den Dienst anderer zu stellen. Ich habe ihn in Erinnerung als jemanden, der Glück und Zufriedenheit empfand, obwohl ihm vieles versagt blieb, aber trotz allem jeden Tag Freude zeigte.

Während ich so erzählte, fühlten wir beide: An dieser Geschichte ist etwas dran. Sie birgt Wahrheit in sich. Die Wahrheit, die genau zu diesem Zeitpunkt nicht länger unter Verschluss gehalten werden mochte, sondern sich wahrhaftig den Weg in die Erkenntnis gesucht hat. Die Bestätigung unserer beiden Empfindungen zeigte sich nach neutraler und sicherster Testung. Erst einmal galt es für mich, diese endgültige Klärung zu verarbeiten. Im Nachhinein wurde alles absolut verständlich. All die Themen, die wir seit Monaten für unseren Sohn gearbeitet hatten, ergaben nun ein vollständiges Bild. Diese Lebensthemen, Gesundheitsthemen waren die Themen dieses Mannes. Seine Defizite haben wir, von Geburt an, an unserem Sohn bearbeitet. Diese Seele hatte also den Weg zu mir gefunden. Sie dürfte Hilfe gesucht haben und wusste, wo sie hinmusste, um von vielen alten Themen erlöst zu werden. Diese Seele nahm als Gegenleistung den Auftrag an, mich weiterzuführen, mir spirituelles Wachstum zu ermöglichen. Sie nötigte mich geradezu, mich mit alternativen Therapieformen eingehender zu beschäftigen, sie zu erlernen, um sie als Werkzeug täglich zur Hand zu haben. Diese Seele übernahm mit Eintritt in den Spielraum den Auftrag, mich auf meinen Weg zu führen und mich um Bereiche zu kümmern, die ich in dieser Form ohne dringlichen Bedarf wahrscheinlich nicht als erachtenswert und schon gar nicht als erforderlich in Angriff genommen hätte. „Ich helfe dir, du hilfst mir!“, welche Erkenntnis! Ein ständiger Austausch hat eingesetzt.

Der Weg ist ein langer, aber ein spannender. Wir wissen nicht, wohin des Weges wir noch wandeln dürfen, aber eines wünschen wir uns beide, dass sich das Gleichgewicht zwischen Nehmen und Geben die Waage hält.

Heuer im Frühjahr besuchten wir erstmals das Grab, in dem vor zehn Jahren jener Mann beerdigt wurde. Es gefiel mir, dass seine Nachkommen es schön pflegen. Aber mehr noch gefällt mir, dass ich weiß, dass wir ein riesengroßes Erbe gemacht haben, damals zwischen Weihnachten und Neujahr. Wir haben eine Seele geerbt, die es würdig und recht empfunden hat, bei uns Einzug zu halten. Dieses Vertrauen, welches uns gleichsam als Vorschuss entgegengebracht wurde, möchte ich im Zeichen der Liebe und Achtung hochhalten, auch wenn du, lieber Simon, uns im Alltag oft an unsere Grenzen bringst. Wahrscheinlich sind es die, die wir uns im Laufe der Zeit selbst geschaffen haben.

Ich denke, du wirst uns helfen, diese aufzulösen, zu überwinden, um im Spielraum zwischen Himmel und Erde mehr Freiraum zu fühlen als je zuvor.

Gedankenaussendung – Bestellung aufgegeben

Novemberabend. Ich sehe mich am Schlafzimmerfenster stehen und blicke zum Himmel. Dieser Blick sagt mir, dass es nur mehr wenige Tage dauern wird, bis der Mond sich in seiner vollen Pracht zeigt. Diese wirkungsvolle Leuchtkraft an diesem klaren Abend ist beeindruckend und zieht Gedanken herbei. Mein Denken dreht sich um mein derzeitiges vorrangiges Hauptthema. Ein Neuanfang steht an. Ich stehe kurz davor. Gedanklich habe ich bereits meinen Arbeitsplatz gekündigt. Ich möchte meinen Schreibtischsessel freigeben für jemand anderen. „Was nun? Was wünsche ich mir eigentlich? Wie möchte ich meinen Alltag zukünftig gestalten?“ Eine Ausbildung steht an, so viel ist gewiss. Aber was genau? An Klarheit mangelt es noch. Ein bisschen Unterstützung diesbezüglich von oben könnte schon hilfreich sein. Immer diese Entscheidungen! Wieder einmal mein altes Thema. Ich lächle vor mich hin und frage mental mit ganzer Intensität: „Kann man mir denn niemanden schicken, der mir den Weg weist und zeigt, was speziell für mich vorgesehen ist, zukünftig Sinnvolles zu tun ist?“ Einen Wimpernschlag später muss ich fast lachen über mich. Ich denke an einen in diesem Jahr verstorbenen Mann, der eine durchaus eigenartige Rolle in meinem Leben gespielt hat. „Wenn der jetzt wüsste, dass ich an einem absoluten Wendepunkt stehe?“ Für mich ist das eben bloß ein Gedankenspiel gewesen. Für den Rest des Universums offenbar nicht, wie sich später herauskristallisierte. Ein Gedanke wurde als Same in den Kosmos gesandt. Die Frucht des Gesäten war die ganz natürliche direkte Antwort, die bedingungslos ihren Platz beanspruchte.

Mit der Gewissheit arbeiten

Nun weiß ich also schon seit Jahren, wer du bist. „Mein Gott, das hätte ich nie für möglich gehalten!“ Früher dachte ich immer, man erbt nur die jeweilig persönlich nächststehenden Seelen aus früheren Leben. „So kann man sich täuschen oder vielleicht gab es vor meinem jetzigen Leben tatsächlich Verbindungen, die nun als Weiterführung angedacht sind.“

Vieles wird mir nun klar in Bezug auf deine Schwachstellen. Du hast sie verständlicherweise wieder mitgebracht, was durchaus logisch erscheint, denn all das, welches sich im letzten Sterbeprozess nicht gelöst hat und erlöst wurde, ist wieder mitgewandert. In der Ebene des Totseins wird keine Heilung, Reparatur, Wiedergutmachung ermöglicht, nichts gelöscht, was gespeichert ist. Dafür ist einzig und allein das Leben zuständig. Ich ahnte seit Offenbarung der ganzen Wahrheit, dass verstärkt Arbeit auf mich zukommen wird, nämlich in Form von spezieller Auseinandersetzung mit Schwächen besonderer Art. Rein körperlich betrachtet haben wir schon sehr viel erreicht und es hat sich einiges erledigt. Auf den anderen Ebenen dürfen wir nach wie vor ausreichend unterstützen und Maßnahmen hilfreich einsetzen.

Schon bald zeigte sich die Notwendigkeit, mich mit alternativtherapeutischen Themen zu befassen und meine damals begonnene Ausbildung der *Polymorphen Transformation* fortzusetzen, um dich unterstützend zu begleiten, um auszugleichen, was ausgeglichen werden darf, um zu erwecken, was in deinem Innersten an Potential und Fähigkeiten tief vergraben liegt. Wir arbeiten stetig an all den Themen, die die Zeit hervorbringt, um vieles hinter uns zu lassen, was in diesem Leben nicht mehr zwingend notwendig mitgeschleppt werden muss. Wie zum Beispiel das Auflösen sämtlicher karmischer Auswirkungen aus Beziehungen und Taten, um freier zu werden und Vorleben als Gesundungshindernisse nicht weiterzutragen. Dies ist Teil meines Beitrages, um für dich ungeahnte Möglichkeiten zu verwirklichen.

4) Transformation zur Ganzheit

„Polymorphe Transformation“ bedeutet „vielgestaltige Umwandlung“. Der „Muskeltest“ ist die zentrale Arbeitshilfe. Mit ihm werden Ursachen und Auslöser jeglicher Befindlichkeitsstörungen aufgesucht. Ebenso wird auch der Zeitpunkt der Entstehung genau ausgetestet. Mittels einer Fülle von Therapiemöglichkeiten folgt die Umwandlung (Transformation) der aufgefundenen Störfaktoren zum Zeitpunkt der Entstehung. Nach dem Wegfallen der Krankheitsursachen heilt der Körper selbst. Neben körperlichen Aspekten werden auch unbewusste Emotionen und Gedankenmuster, Einflüsse von außen, Beziehungsinteraktionen, das Wohnumfeld und auch Einflüsse aus Vorleben und erbliche Belastungen berücksichtigt.

Der Körper hat alle Informationen, alles, was je erlebt wurde, gespeichert. Über die Muskulatur haben wir Zugang zu diesen Informationen aus dem Unterbewusstsein. Was uns gut tut, stärkt die Muskeln. Was uns schadet, schwächt die Muskulatur. Dieser Umstand wird genutzt, um einen ganzheitlichen Befindlichkeitsstatus zu erfassen. Wenn wir die Ursachen für unsere Beschwerden kennen, können wir diese ausschalten und transformieren. Im Körper wird die Selbstheilung angeregt.

Fachliche Erklärungen

Der Muskeltest

Wie bereits erwähnt, kommt der Muskeltest aus der Kinesiologie. Er ermöglicht, Informationen aus dem Unterbewusstsein sichtbar zu machen. Die Muskulatur reagiert auf Gedanken, Substanzen, Situationen, Farben, Emotionen, mit denen wir in Berührung kommen, mit Abfallen oder Festigen der natürlichen Muskelspannung.

Dieser Muskeltest ist auch für den Hausgebrauch erlernbar, um Nahrungsmittel, Speisen, Getränke, Kleidung, und vieles mehr auf Verträglichkeit auszutesten. Unsere Muskulatur reagiert auf jeden Reiz und jede Information aus unserer Umwelt entweder gestärkt oder geschwächt. Jeder Muskel im Körper reagiert gleich und kann deshalb auch zur Testung genützt werden. Aus der Kinesiologie kennt man die Testung mit dem Deltamuskel, bzw. die Armlängendifferenz. Bei der *Polymorphen Transformation* wird eine alltagstaugliche Form, der Pinzettengriff (Daumen – Zeigefinger) herangezogen, mit der rasch, effizient und effektiv die Testung erfolgt. Als sichtbarer Indikator dient ein weißes Blatt Papier. Je nach Muskelreaktion bleibt das Papier hängen oder es gleitet zwischen den Fingern durch. Die Testperson hält den Zettel dabei subjektiv immer gleich fest.

Gesundheits-Check

Mittels *Polymorpher Transformation* kann ein Gesundheits-Check durchgeführt werden. Mit diesem Check erhält man einen ausführlichen Überblick über:

- den aktuellen Gesundheitszustand
- störende Einflüsse aus der Umgebung und
- Stärken und Schwächen in der Persönlichkeitsentwicklung

Dieser Check dient als Grundlage für gezielte Maßnahmen zur Erlangung und Aufrechterhaltung der körperlichen und seelischen Gesundheit.

Entstehung von Krankheiten

Unsere Gesundheit ist abhängig von einer Menge von Faktoren, die zum Teil mit uns selbst zusammenhängen und zum Teil von unserem Umfeld bestimmt sind.

Umweltbelastungen

Umweltbelastungen sind Einflüsse aus unserer Wohn-, Lebens- und Arbeitsumgebung, die ständig mehr oder weniger stark vorhanden sind. Die Energien sind grundsätzlich neutral und bis zu einem gewissen Maß auch erforderlich für das Funktionieren der

Ökosysteme der Erde. Unser Körper benötigt ein gewisses Quantum an Reizeinheiten, um optimal zu funktionieren. Was über dieses Grundmaß hinausgeht, wird in einem breiten Spektrum toleriert. Problematisch werden Umweltbelastungen erst, wenn sie mit einem Organismus zusammentreffen, der geschwächt ist oder ein bestimmter Stärkepegel einer Belastung überschritten wird. Durch störende Umweltbelastungen wird direkt die Zellfunktion in Lebewesen beeinflusst. Dies kann sich auf vielfältige Weise zeigen. Praktisch jede Erkrankung oder Befindlichkeitsstörung kann durch eine Umweltbelastung mitverursacht werden. Umweltbelastungen sind oft der Anfang einer Leidenskette, beginnend bei chronischen Erkrankungen, Herz- und Kreislaufbeschwerden bis zu schweren Organschäden und seelischen Befindlichkeitsstörungen. Unser Körper hat ein gewisses Quantum an Reparaturmechanismen zur Verfügung. Ist jedoch die individuelle Grenze überschritten, so führt das Vorhandensein der jeweiligen Störquelle (z.B. Computer, Handy) zu einer dauerhaften Schädigung, die sich in körperlichen Auswirkungen zeigt. Allgemein bekannte Umweltbelastungen sind zum Beispiel: Elektrosmog, Erdstrahlen, Wasseradern, Chemikalien, Radioaktivität, Röntgenstrahlung. Aber auch Umweltbelastungen, an die nicht vorrangig gedacht wird, wie zum Beispiel Angst, Lärm, Bildschirm, Ernährung, Funk, Hochfrequenz, Kleidung, Luftqualität, Stress, Fremdenergien, um nur einige zu nennen, dürfen nicht unterschätzt werden.

Allergien

Überreaktionen sind Fehlreaktionen des Organismus auf Kontakte mit der Umwelt. Diese sind erworben und können deshalb rückgängig gemacht werden. Zu den Überreaktionen werden Allergien, Ablehnungen, Intoleranzen und Süchte gezählt. Davon zu unterscheiden sind Unverträglichkeiten, welche dauerhaft sind, da Schwingungsmuster zweier Kontaktpartner nicht übereinstimmen. Unverträglichkeiten müssen als solche akzeptiert werden. Sie können jedoch zeitlich begrenzt sein, da alles eine Entwicklung durchmacht und dabei Anpassungen stattfinden können.

Wie Überreaktionen entstehen:

- Allergien – immunologische Fehlreaktionen unseres Körpers, entstanden durch Koppelung in Schreck-Sekunden.
- Ablehnung – unbewusste Abwehrhaltung, mangelnde Annahme (z.B. Nährstoffaufnahme) aus Erinnerung an vergangene Erlebnisse (z. B. Berührung mit Metall kann Eisenmangel verursachen).
- Intoleranz – Stressreaktionen des Körpers auf bestimmte, aus der Vergangenheit problematische Umstände.

- Sucht – positive Koppelung aus bestimmten „Glücksmomenten“, die uns jedoch längerfristig durch Abhängigkeit schadet.

Schadstoffbelastungen

Amalgam, Nahrungszusatzstoffe (Konservierungsmittel, Farbstoffe, Geschmacksverstärker), Reinigungsmittel, Medikamente, künstliche Hormone, Blei, Chemikalien, um nur einige anzuführen, können den Stoffwechsel unseres Körpers langfristig stören.

Infektionen

Unausgeheilte Erkrankungen führen zu einer andauernden leichten Schwächung des Organismus.

Verdauungssystem

Störungen im Verdauungssystem kosten unserem Organismus unnötige Kraft.

Säure-Basen-Haushalt

Übersäuerung gilt heute als eine Zivilisationskrankheit. Auslöser sind falsche Ernährung sowie Stress und Ärger. Die saure Stoffwechsellage ruft durch die Beeinflussung des vegetativen Nervensystems im ganzen menschlichen Organismus die Anfälligkeit für Krankheiten hervor.

Ernährung

Die passende Ernährung stärkt uns. Nicht bedarfsgerechte Ernährung macht uns müde, übersäuert uns, führt zu Übergewicht und diversen Zivilisationskrankheiten. Was für den einen gut ist, kann dem anderen schaden.

Schlafplatz

Der Schlafplatz ist unsere Kraftoase. Hier haben wir die Möglichkeit, uns zu regenerieren, Kraft zu schöpfen, uns zu entspannen. Wird diese Kraftoase durch unpassende Einflüsse gestört, können wir unsere „innere Batterie“ nicht vollständig aufladen.

Arbeitsumgebung

Ein passender Beruf, eine gute Kollegenschaft, die nötige Anerkennung der Leistung, Zufriedenheit mit dem Arbeitsplatz … sind ein wesentlicher Beitrag zu Gesundheit und Wohlbefinden.

Wohnumgebung

Wir können Gesundheit, Erfolg und Wohlbefinden durch eine heile Umgebung stärken.

Familienkonstellation

In der Familienkonstellation ist ersichtlich, ob die einzelnen Personen innerhalb der Familie ihren richtigen Platz einnehmen. Dies hat einen wesentlichen Einfluss auf unser seelisches Wohlbefinden.

Ungelöste Konflikte

Unerlöste Konflikte sind Unklarheiten, Missverständnisse mit unserem Umfeld. Dies zeigt sich durch bewusste und unbewusste Spannungen, welche den optimalen Energiefluss im Körper bremsen und blockieren.

Stress

Dauerstress macht krank, da der Körper sich nicht mehr ausreichend zwischen den einzelnen Anspannungsphasen entspannen und regenerieren kann. Jede

Situation strebt nach Auflösung. Bleibt diese Auflösung aus, beginnen sich Emotionen anzustauen und führen zu Blockaden im Energiefluss. Der optimale Bereich für den Stresspegel befindet sich zwischen 5 – 15 Prozent. Für Prüfungen und besondere Herausforderungen brauchen wir ca. 20 Prozent, alles was darüber liegt, bedeutet unnötigen Energieaufwand.

Weitere mögliche Krankheitsauslöser

Impfschaden, Medikamentenfolgen und Vergiftungen, Narben, Besetzungen, mangelnde Gesundungsbereitschaft …

Meine ersten Erfahrungen mit der *Polymorphen Transformation* nach Dr. Margarita Kern

Obwohl bereits achtzehn Jahre vergangen sind, erinnere ich mich noch sehr gut an die erste Begegnung mit Frau Dr. Margarita Kern und der von ihr entwickelten ganzheitlichen Therapieform der *Polymorphen Transformation*.

Am 7. März 2000, dem Faschingsdienstag, nahm ich zum ersten Mal einen Termin bei Frau Dr. Margarita Kern wahr. Es gab für mich keine akute Erkrankung, jedoch spürte ich aufgrund von kleineren Befindlichkeitsstörungen, die sich von Zeit zu Zeit bemerkbar machten, dass ich nicht so recht im Einklang mit mir selbst war. Ich wählte bewusst einen Arzttermin in einer alternativtherapeutischen Praxis, da ich sehr neugierig auf diese Arbeitsmethode war und zudem eine frühere Arbeitskollegin recht gute Erfahrungen mit dieser Art der Behandlung gemacht hatte. Bei dieser therapeutischen Erstsitzung verstand ich damals nicht wirklich, was eigentlich genau gearbeitet wurde und wie diese Methode funktioniert. Mein Vertrauen war hundertprozentig vorhanden, das war mir fürs Erste das Allerwichtigste.

Meine damalige Erinnerung beschränkte sich auf einen weißen Papierzettel, der von uns beiden mit Daumen und Zeigefinger haltend, ständig zwischen uns hin und her bewegt wurde. Diese Arbeitsmethode war absolut neu für mich. Aber bereits am Nachhauseweg stellte ich fest, dass diese Sitzung erste Wirkung zeigte. Das Auto lenkend, kreisten allerlei Gedanken durch meinen Kopf. Mir fiel ein, dass am darauffolgenden Tag der Aschermittwoch die Fastenzeit einläutete. Obwohl ich aus religiösen Gründen Jahre zuvor keine Veranlassung gesehen hatte, diese Zeit für das bewusste Fasten zu nützen, kam mir in den Sinn, in diesem Jahr diese Zeit ihrer Bestimmung entsprechend nützen zu wollen. Noch während der Autofahrt legte ich folgende Maßnahmen fest: Vierzig Tage weder Fleisch, Wurstwaren, Zucker, Süßigkeiten noch Weißmehlprodukte zu essen. Ferner entschied ich mich für eine neue

Ausbildung, die in den nächsten Wochen startete. Ich konnte mir anfangs überhaupt nicht erklären, woher auf einmal dieser Energieschub und die Motivation kam, meine spontan getroffenen Vorhaben zur Gänze umzusetzen und auch durchzuhalten. Mit enormer Disziplin absolvierte ich mein Fastenprogramm, sodass ich tatsächlich zu Ostern mit sichtbarer Gewichtsreduktion belohnt wurde. Zeitgleich stürzte ich mich in die Ausbildung zur Personalverrechnerin, die ich erfolgreich abschloss. Erst einige Zeit später fand ich die Erklärung für diese Ruckzuck-Veränderung basierend auf nur einer einzigen therapeutischen Sitzung. Aufgrund meiner komplizierten Schwangerschaft mit anschließender Kaiserschnittgeburt viereinhalb Jahre davor und meinem Mutterdasein der vergangenen Jahre, hatten sich etliche Blockaden im Energiefeld angesammelt, die durch die Therapiesitzung allesamt an der Wurzel gepackt und somit aufgelöst wurden. Dies ermöglichte einen beträchtlichen Energiezuwachs, der Auswirkungen auf mein gesamtes Wohlbefinden zeigte. Ich war einfach nur froh, dass so vieles wieder in Fluss kam und dies behielt ich als sehr erfolgsversprechend in Erinnerung.

Zweite Begegnung – Hilfe bei Allergien

Jahre später führte mich der Weg erneut zu Frau Dr. Kern. Unser erstgeborener Sohn litt immer wieder unter einer spastischen Bronchitis. Eine herkömmliche schulmedizinische Austestung ergab eine Anzahl von Allergien (Kuhmilch, Weizen, Hausstaub, um nur einige zu nennen). Dies hörte sich nach grundlegenden Veränderungen an. Meine erste Reaktion auf diese Allergien war die Anschaffung einer Getreidemühle und das Brotbacken mit Dinkel. Über einen längeren Zeitraum hinaus mieden wir die Allergene. Die gesamte Familie zeigte sich solidarisch und es gab keine Weißmehlprodukte mehr in unserem Haushalt.

Die Schulmediziner empfahlen eine Allergieimpfung, da sie meinten, dass spätestens mit der Pubertät Asthma als Folgeerscheinung zu erwarten sei. Dies wollte ich damals nicht so einfach hinnehmen. Außerdem tat es mir bereits leid, dass sich unser Sohn mit seinen Ernährungseinschränkungen benachteiligt fühlte. Dies war eindeutig ein Fall für die *Polymorphe Transformationstherapie.* Wir vereinbarten einen Termin und Frau Dr. Kern löschte in einigen Sitzungen alle anstehenden Überreaktionen.

Nach einiger Zeit konnte er wieder alles essen, wir mussten ihm keine Essensvorschriften und kulinarischen Entsagungen auferlegen. In der späteren Pubertät wurde auch kein Asthma ausgelöst. Wir waren froh, diesen alternativen Gesundungsweg gegangen zu sein und fühlten uns durch das Weglassen aller auferlegten Diäten endlich wieder freier.

Dritte Begegnung – Von der Raupe zum Schmetterling

Es waren diese Herbsttage, die, gekennzeichnet durch herrliche Blätterfärbung, mit unglaublicher Buntheit ankündigten, alsbald vom Sommer endgültig Abschied nehmen zu müssen. Ich entschied mich, im Herbst an einem Persönlichkeitsseminar von Fr. Dr. Margarita Kern teilzunehmen. „Von der Raupe zum Schmetterling“, hieß der Titel, der mich ansprach. Wie zu vermuten wurde in den Lebensbereichen Beruf, Familie, Beziehung gearbeitet, um sich für Entfaltung zu öffnen, Entwicklung anzustreben und Verwirklichung zu manifestieren. In diesem Seminar wurde in einer Gruppe von mehreren Teilnehmern individuell an den jeweils vorrangigen Themen aller getestet, gearbeitet und stabilisiert.

Mein Anlass, an diesem Seminar teilzunehmen, war mit Sicherheit ein Gefühl der Stagnation, das sich zu dieser Zeit in mein Leben geschlichen hatte. Alles schien mir damals so festgelegt, in geraden Bahnen verlaufend, festgefahren zu sein. Anders ausgedrückt, es plätscherte ziemlich ruhig und gleichmäßig in meinem Leben dahin. Alles erschien mir so absehbar. Es mag wohl daran gelegen haben, bereits auf vierzig Jahre meines Lebens zurückzublicken. Die erreichte Lebensmitte gab Anlass, mir die Frage zu stellen, welche Ziele denn noch relevant seien und ich in meinem Leben noch erreichen wollte.

Es ist allgemein bekannt, dass das Überschreiten der Lebensmitte zu einer Zeit der Neuorientierung auf Inhalte und Aufgaben der zweiten Lebenshälfte wird. Ich verspürte diesen Reiz und drängte geradezu nach einer neuen Herausforderung. Ich zog in Betracht, mithilfe dieses Seminars Veränderungen leichter herbeiführen zu können. Es waren nur wenige Seminarabende erforderlich, um die Bestätigung zu erhalten, dass für mich tatsächlich ein Neuanfang auf dem Plan stand.

Es galt, die berufliche Situation zu verändern. Ich war damals als Teilzeitangestellte im kaufmännischen Bereich tätig und bemüht, die Büroarbeit in einer Branche, die mir nie wirklich ans Herz gewachsen war, zu verrichten. Begeisterung war nicht mehr spürbar, die hatte sich in den letzten Jahren offensichtlich den Weg in eine andere Richtung gebahnt. Die neue Erkenntnis und absolute Gewissheit, aus diesem Beruf ein für alle Mal auszusteigen, ließ mich im übertragenen Sinn wieder Luft bekommen, ein Freisein zu verspüren und zuversichtlich in meine Zukunft blicken. Mein Plan war, mir drei bis vier Monate Zeit zu gewähren, um in aller Ruhe in mich hinein zu spüren, was ich denn wirklich wollte. Ich habe diese Zeit als Umbruch in Erinnerung, in der ich gedanklich etwas Neues entstehen lassen wollte.

Mein vorrangiges Interesse gehörte in erster Linie immer dem Menschen, dem Lebendigen, dem Wachsenden, dem Entwickelnden, dem Leben. Die Zeit des Papierkrams rund um Ziffern, Zahlen, Beträge und Abrechnungen war vorbei. Der Wunsch, in die andere Richtung zu wechseln, wurde immer stärker. Menschen unterstützend zu begleiten, einfach Zeit für das Dasein zu haben, Lebenserfahrungen mit anderen zu teilen, lag mir sehr am Herzen. Ich vertraute darauf, dass mir die *Polymorphe Transformation* in den kommenden Wochen hilfreich meinen Weg weisen würde und ich die richtungsweisenden Zeichen erkennen würde, die mir mehr Spielraum für Kreativität einräumen sollten.

Aller guten Dinge sind drei

Das waren meine ersten drei eindrucksvollen und für mich zukunftsweisenden Erfahrungen mit der *Polymorphen Transformation*. Diese Arbeitsmethode wurde mir auf diese Weise als Klientin nähergebracht und vertraut, sodass ich den Entschluss fasste, diese Methode von Grund auf zu lernen, um sie im Alltag als Hilfsmittel zur Selbsthilfe in allen Lebensbereichen anwenden zu können.

Die *Polymorphe Transformation* – was sie kann und wem sie nützt

Hast Du Dir, lieber Leser, liebe Leserin schon einmal gewünscht, mit Deinem Leben, Deinem Dasein, Deinen Beziehungen, Deiner Gesundheit, Deinem Beruf, Deinem Zuhause vollkommen in Einklang zu sein?

Falls Du in all diesen aufgezählten Bereichen mit Dir und Deiner Umwelt vollkommen zufrieden bist und nicht den geringsten Verdacht hegst, in einem oder sogar mehreren Bereichen etwas verändern, bereinigen oder optimieren zu müssen, gratuliere ich Dir, dann gehörst Du mit Sicherheit zu einem unglaublich kleinen Prozentsatz von Menschen, die ihr Leben sozusagen auf allen Ebenen genießen, ohne über „Wenn und Aber" nachzudenken. In diesem Fall darfst Du Dich unmessbar reichlich beschenkt fühlen, denn Dein Leben verläuft dann ganz nach Deinen Vorstellungen, ohne dass es mit irgendwelchen Bedingungen verbunden ist, oder von bestimmten Erwartungen abhängt. Gibt es aber nur einen einzigen Bereich, der Dir des Öfteren Sorgen und Unbehagen bereitet, dann motiviere Dich dazu, hinter die anstehenden Themen zu blicken, die nicht grundlos ein Unwohlsein an die Oberfläche getragen haben.

Es gibt eine Anzahl von Methoden, diesen Themen auf den Grund zu gehen. Viele Therapeuten arbeiten über die Körperebene, um anstehende Themen zu erlösen, andere wiederum über die geistige oder seelische Ebene. Es gibt Therapeuten mit Arbeitsmethoden, die ein sehr breites Spektrum abdecken, um ansatzweise in das höchst intelligente System unseres Körpers vorzudringen. Ich gehe davon aus, dass Dir, genauso wie mir, viele verschiedene Therapieformen und auch alternative Methoden bekannt sind. Meist probiert man etwas aus und so ergibt sich, dass man im Laufe seines Lebens Zugang zu vielen sogenannten lebensverbessernden Heilungsprogrammen bekommt, von denen man sich durchaus wahre Wunder erhofft.

Gerade in Zeiten sehr schwieriger Krisen oder lebensbedrohlicher Krankheiten neigt man dazu, nichts unversucht zu lassen. Die Hoffnung, so sagt man, stirbt zuletzt, im Vertrauen auf einen letztlich positiven Ausgang eines Ereignisses. Wie Du zu Beginn dieses Kapitels erfahren hast, hat mich weder eine tiefe, unüberwindbare Lebenskrise, noch eine gefährliche Erkrankung den Weg zur *Polymorphen Transformation* finden lassen. Es war mir, aus heutiger Sicht, einfach bestimmt. Ich hatte mir damals, bevor ich den ersten Termin vereinbart hatte, weder vorgestellt, jemals diese Methode der holistischen Therapieform selbst zu erlernen, noch geträumt, dass diese alternative ganzheitliche Arbeitsmethode mir die Tür öffnet, meine Erfahrungen in einem Buch niederzuschreiben.

Als kleines Mädchen wünschte ich mir einfach nur, etwas Besonders zu können. Ich hatte überhaupt keine Ahnung, was das sein könnte. Aber diese vage Vorstellung, dass es mit Menschen zu tun habe und ein Gebiet sei, in dem es um eine sehr spezielle Art der Hilfestellung geht, dürfte mir bereits in den siebziger Jahren im Kopf herumgeschwebt sein. Im Nachhinein betrachtet, habe ich bereits als Kind mein Leben mit anfänglichen Visualisierungstechniken erschaffen. Ich hatte bereits als Zehnjährige den Wunsch, später all den für mich wichtigen Menschen zu begegnen, die mir Einblick in Bereiche ermöglichen können, die meiner Ursprungsfamilie fremd waren.

Um auf die von uns so stark ersehnten Wunder zurückzukommen, möchte ich folgendes in Worte fassen: Wir erleben täglich unsere Wunder. Du genauso wie ich. Der Unterschied mag vielleicht darin liegen, dass wir eine konträre Vorstellung von Wundern haben. Während so mancher erst von einem Wunder spricht, wenn er im Lotto Sechs Richtige hat, sehe ich die Wunder in unserem Dasein, in unseren Begegnungen, in unseren gemeinsamen Gedanken, in unserer inneren Stärke und Kraft, die wir, beauftragt für die guten Dienste der Welt, immerwährend einsetzen dürfen. Ich bedanke mich auch für das Wunder, nahestehende, sterbenskranke Menschen zum richtigen Zeitpunkt gehenlassen zu können, in dem Vertrauen, dass Würde beim letzten Atemzug den Sterbenden sanft hinübergleiten lässt. Es gibt absolut keine Methode, die insofern Wunder wirkt, sodass jeder Sterbenskranke eine Lebensverlängerung aufgrund einer undurchschaubaren Zauberei erlangt. Wenn Du Dir das erhoffst, dann ist das weit gefehlt. Auch die *Polymorphe Transformation* kann nicht gegen die Gesetze des Lebens wirken. Nein, im Gegenteil, es handelt sich um die Arbeit an Mensch, Tier und Pflanzen entsprechend unserer universellen Lebensgesetze.

Die *Polymorphe Transformation* kann, wie bereits erwähnt, mithilfe des Muskeltests, der dieser Arbeitsmethode zugrunde liegt, alles Unbewusste und Bewusste aus dem Unterbewusstsein holen. Diese Methode ermöglicht, einzig und allein mithilfe des Muskeltests, mit der menschlichen Festplatte, dem Unterbewussstsein, als Riesenspeicher allen Lebens, in Kontakt zu gehen, sodass Themenaufarbeitung ermöglicht wird. Mit dem oben beschriebenen Muskeltest können die Ursachen und Hintergrundthemen für die jeweiligen Befindlichkeitsstörungen auf allen Ebenen ausfindig gemacht werden. Im Anschluss werden alle mit diesem Thema zusammenhängenden Ursachen genau nach vorgegebenem Sitzungsaufbau durchgearbeitet. Dies ist in allen Lebensbereichen, sei es Beruf, Schule, Partnerschaft, Familie, Wohnraum, etc. möglich.

Anschließend wird mit ausgetesteten Hilfsmitteln zum Zeitpunkt der Entstehung des „Problems“ oder der „Störung“ aufgelöst. Danach kann der Körper wieder ohne Blockaden funktionieren. Er kann gesunden. Diese Methode ist eine sehr sanfte Methode, da das auslösende „Problem" oder die ursachenerzeugende Erfahrung nicht ins Erinnerungsvermögen unseres Verstandes geholt werden muss, um Erlösung zu finden, sondern mithilfe von ausgetesteten Hilfsmitteln die „Reparatur" bzw. „Wiederherstellung" im Energiefeld über Schwingungen erfolgen kann. Dies erklärt auch, dass erfolgreich für Babys, Kleinkinder, im Sterben liegende Personen, Tiere aller Art und Pflanzen gearbeitet werden kann. Diese Energiereparatur, wie ich sie nenne, erfolgt über Schwingung und beweist, dass der Erfolg der zu Behandelnden nicht abhängig ist von deren Kenntnisnahme, was ja bei Babys, Tieren und Pflanzen nicht möglich wäre. Bei allen Arbeiten muss im Vorhinein der göttliche Schutz überprüft werden und auch gewährt sein. Dies trifft natürlich auch beim Arbeiten für Lebewesen zu, die nicht direkt am Sitzungsgeschehen teilnehmen können. Da die *Polymorphe Transformation* nicht vorrangig am physischen Körper direkt Hand anlegt, ist es eine wunderbare Methode, sie für Ferntherapien und Fernsitzungen anzuwenden. Gerade auch im engsten Familienkreis ist es oft erforderlich, über die Ferne Energie wirken zu lassen, da nicht alle Familienmitglieder zum erforderlichen Zeitpunkt des Arbeitens vor Ort sein können. In dieser Situation wird über ein Foto der zu therapierenden Person genau nach Sitzungsaufbau Thema für Thema aufgearbeitet. Das funktioniert erfahrungsgemäß wunderbar, denn wir alle sind miteinander verbunden, egal an welchen Orten wir uns aufhalten. Energiearbeit kennt keine geographischen Grenzen und kosmischen Hindernisse. Dadurch ist der Wirkungsraum der stärkenden und gesundheitsfördernden energetischen Maßnahmen grenzenlos und kann in aller Welt Wirksamkeit im Sinne des Höchsten zeigen.

Das erfolgreiche Arbeiten an Tieren und Pflanzen stellt somit den oftmals angesprochenen Verdacht des Placebo-Effektes außer Frage. Der Placebo-Effekt wird ja sehr gerne als Gegenargument seitens „Ungläubiger“ bei vielen Arten der Alternativmedizin in den Raum gestellt. Mit dem Argument, dass wir Menschen höchst beeinflussbar seien, was als grundlegende These belegbar ist und bestätigt werden kann, ist es in der Tat möglich, Vermutungen laut auszusprechen. Jedoch alle anderen Lebewesen werden dieser gedanklichen Beeinflussung wohl kaum Folge leisten. Wenn wir davon ausgehen, dass Gedanken auch Schwingungen sind, können wir die Verbindung vom Placebo-Effekt zu den Gedanken, von den Gedanken zur Schwingung, unendlich fortsetzen, um zu erkennen, dass alleine dieses Thema Stoff für Diskussionen und Spielraum für‘s Philosophieren in sich birgt, ähnlich dem Thema mit Huhn und Ei. Was war zuerst da? Fazit, wir können absolut alles auf Energie reduzieren. Sie ist in uns, um uns, einfach überall und das Weiterleiten funktioniert tadellos. Wir müssen anerkennen, dass wir permanent im

Wirkungsradius verschiedener Energiefelder stehen, aber wir müssen nicht wissen, wie diese Übertragung funktioniert, sodass erfolgreiches energetisches Arbeiten zustande kommt. Vergleichbar mit einem Lottogewinn. Wenn Du sechs Richtige schaffst, fragst Du auch nicht, wie es möglich war, genau die Gewinnzahlen zu treffen oder wer Dir eventuell diese sechs Richtigen „zugeflüstert" hat. Du wirst nicht dahinterkommen. Du wirst keine Erklärung dafür geben können, aber Du hast den Beweis, dass vieles Unerwartete eintreffen kann und Erfolg zeigt, auch wenn es nicht erklärbar und nachvollziehbar ist. Für Dich als Gewinner ist es einfach ein Wunder und Du kämst nicht auf die Idee, dieses Ereignis wissenschaftlich aufklären zu wollen.

Da wir nun wieder beim Wunder angekommen sind, frage ich Dich: „Was ist für Dich ein Wunder? Wie kannst Du es erkennen und schätzen?" Ich lasse Dich nun wissen, was für mich Wunder sind, die ich mittels der *Polymorphen Transformation* erfahren, erkennen und schätzen lernen durfte.

Dankbar bin ich für die Erfahrung, dass ich eine Todkranke begleiten durfte, die gelernt hatte, den frühzeitigen Tod zu akzeptieren und nicht aufgrund verheerender medizinischer Diagnosen in Selbstmitleid zu zerfließen, in Depressionen zu fallen oder gar an einen vorzeitigen Freitod zu denken. Ihre Lebensaufgabe bis zum letzten Tag in Würde zu meistern, als Signal der

Liebe und Wertschätzung gegenüber der Familie, hat der Dankbarkeit eine neue Dimension verliehen.

Ein Wunder ist, Frauen kennenzulernen, die sehr lange auf eine beginnende Schwangerschaft warten müssen, und unter dem unerfüllten Kinderwunsch sehr leiden, um dann festzustellen, es geht ja doch, manchmal sogar auf ganz natürliche Art und Weise, obwohl bereits die Mühen zweier künstlicher Befruchtungen hinter einem liegen.

Ein wahrhaftiges Wunder für mich ist, Menschen im Umfeld zu wissen, deren Vorleben vor gar nicht allzu langer Zeit bereits in unser Leben gewirkt hat. Ein Wunder ist herauszufinden, welche Ursachen, welche Symptome, Schmerzen, Konflikte, Probleme, Widerstände und Überreaktionen auslösen können. Ein Wunder ist, seiner Berufung immer näher zu kommen und Mut für Neues zu zeigen und Skeptikern den Wind aus den Segeln zu nehmen. Einmalig für mich ist, den Weg zur *Polymorphen Transformation* gefunden zu haben. Glück ist, dieser ganzheitlichen Therapieform von Anfang an mein Vertrauen geschenkt zu haben. Jeder Mensch darf eigenmächtig Hilfe zur Selbsthilfe annehmen und dadurch Eigenverantwortlichkeit leben.

Ein Wunder ist die Erkenntnis, dass in der Dankbarkeit der Samen für Glück gesät wird, der es wachsen und gedeihen lässt.

Nun, lieber Leser, liebe Leserin, jetzt weißt Du, wem die *Polymorphe Transformation* nützt. Nämlich all jenen, die viel Freude an kleinen Wundern haben und diese von Herzen gerne mit Dir und mir teilen.

5) Vorfahren

Frühgeboren anno dazumal – aus der Sicht einer Urenkelin

Ich kann mich nicht wirklich sehr gut an dich erinnern. Da fällt mir ein, es gibt ein Foto von dir. Ich gehe zum Schrank und hole ein altes Fotoalbum, das mir meine Mutter vor Jahren für meine energetische Arbeit mitgebracht hatte. Damals meinte sie: „Du kannst es bis auf weiteres behalten.“ Da sie nun nicht mehr lebt, habe ich eigenmächtig beschlossen, es in meinem Besitz zu lassen, als Erbe sozusagen. Ich bin froh, dass ich es nun so rasch zur Hand habe und dieses Album mir ermöglicht, in die Vergangenheit einzutauchen und zurückzublicken.

Gleich auf der ersten Seite ist ein Bild von dir mit Urgroßvater. Ich glaube, es ist sogar das einzige, das ich finden kann. Ich versuche, mithilfe dieses Fotos, dein Alter zu schätzen. Dies gelingt mir nicht wirklich. Es zeigt dich als eine in die Jahre gekommene Ehefrau. Wurde dieses Foto anlässlich eines runden Hochzeitsjubiläums gemacht? Diese weißen Plastikblümchen auf deinem Kleid und Urgroßvaters Sakko lassen es zumindest vermuten. Ich erforsche deine Gesichtszüge. Ich stelle fest, dass ich dieses Foto all die Jahre zuvor niemals so genau betrachtet habe. Meine Erkenntnis:

Glücklich und freudestrahlend siehst du nicht aus. Diese Gesichtszüge lassen so manches Leiden eine Geschichte erzählen.

Kurz gesagt: Du hast geheiratet, sieben Kindern das Leben geschenkt, zwei Weltkriege miterlebt und Vieles ertragen müssen. Ich war noch Kind und habe dich als Besuchende in Erinnerung. Du bist gerne mit dem Zug gefahren, um regelmäßig deine Kinder zu besuchen. Deinem Lebensalter entsprechend, einen Führerschein samt Auto zu besitzen, war offensichtlich zu dieser Zeit nicht möglich. Dieser Umstand hat dich keineswegs davon abgehalten, als „Umherziehende" für Abwechslung zu sorgen. Zuhause, hörte ich immer wieder, kann man dich auf Dauer nicht halten. Ich habe dich als redselige Frau erlebt. Du warst meine Urgroßmutter, geprägt von den Jahren des beginnenden 20. Jahrhunderts und hast meiner Oma das Leben geschenkt.

Ich stelle es mir unvorstellbar schwierig vor, damals, in den Jahren zwischen dem Ersten und Zweiten Weltkrieg, sieben Kinder zu gebären. Noch dazu, wo du doch im April 1924 gestürzt bist und dadurch ein Mädchen nach nur sieben Monate Reifezeit im Mutterleib zur Welt gebracht hast. Meine Oma hat mir davon erzählt. Es war ein Unfall. Du bist einfach nur gestürzt – bei der Hausarbeit. Die mochtest du nicht wirklich. Angeblich hast du deine Kinder gerne besucht, um dich vor lästiger Hausarbeit zu drücken. Das nehme ich dir nicht übel. Hausarbeit zählt durchaus auch nicht zu meinen regelmäßigen Lieblingsbeschäftigungen. Warum bist du gestürzt?

War es Ausdruck deines Widerwillens, als Frau ständig funktionieren zu müssen? War es Abwehr auf das Weibliche, gegen das Frausein? Bist du gefallen, um zu beweisen, dass man es auch 1924 schaffen kann, ein unreifes Neugeborenes am Leben zu erhalten? Dafür erhältst du wahrlich die Muttermedaille. Ganz ohne medizinische Versorgung, aus dem Instinkt heraus, dem Kind alles zu geben, was es zum Überleben benötigt, hast du demnach bravourös geschafft.

Das Neugeborene wird in Tücher gewickelt und in einer Kartonschachtel, in die es aufgrund seiner Masse und Zartheit passt, ganz nahe zum Backrohr des alten Holzofens gelegt, um ihm die Körperwärme, die es nun nicht mehr spüren kann, zu ersetzen. Es war damals die einzige Möglichkeit, das Kind am Leben zu halten, ihm Wärme zu spenden, es reifen und wachsen zu lassen. In den Zwanzigerjahren, draußen am Land, fernab von technischer medizinischer Versorgung nach nur sieben Monaten im Mutterleib, am Leben zu bleiben, hat gezeigt, mit welch starkem Willen dieses Mädchen in die Welt geschickt wurde. In dieser Schachtel begann ein Leben, das unerwartet früh auf den Plan gerufen wurde und für die Eltern eine neue Ungewissheit an den Tag brachte. Doch diese unglaublich kämpferische Natur, die diesem Kind innewohnt, lässt es wachsen und gedeihen. Auf ganz natürliche Art und Weise, abseits jeglicher besonderen medizinischen Versorgung. Dieses Mädchen, meine Oma, entwickelt sich, als ob es für diese Wochen zusätzlicher Reife keine Notwendigkeit gegeben hätte. Die Überlebenschancen für Frühchen waren zu dieser Zeit noch sehr gering, aber der Überlebenswille meiner Oma hat sich bereits damals gezeigt. Meine Oma überlebt, um mir mütterlicherseits vierundvierzig Jahre danach, als Großmutter liebevoll und verantwortungsbewusst meinen Weg ins Leben zu ebnen.

Ihr habt damals, so vermute ich, nicht nachgedacht, warum Manches passiert, Etliches schiefläuft, Vieles unveränderlich scheint. In dieser Zeit, in der es einfach nur um das Überleben ging, Essen zu haben, Kinder versorgen zu können, scheint es Luxus zu sein, sich Gedanken zu machen über die „W"-Fragen. Ihr habt vieles hingenommen, weil die Notwendigkeit dem Sinnieren keinen Raum schenkte. Heute, 96 Jahre später, geht es uns so gut und wir sind dermaßen verwöhnt, dass wir diese Fülle, den Reichtum, die Sicherheit als Selbstverständlichkeit annehmen. Uns bleibt Zeit, über das Leben ausführlich nachzudenken, weil mitunter elektrische und elektronische Geräte für uns arbeiten und uns Zeit schenken, um unsere Umwelt spezifisch wahrzunehmen. Wir haben im Außen den Reichtum und sind beschäftigt, in unserem Innersten Ordnung zu schaffen. Wie innen, so außen, sagt man. Ihr musstet kämpfen, um den Alltag zu überstehen, Übergriffe hinnehmen, Trennungen verschmerzen, das Chaos im Außen überstehen. Wunscherfüllung anno dazumal mag mit Sicherheit eine ganz andere Rolle in eurem Leben gespielt haben. Manchmal wünschte ich, mehr von euch zu wissen, erzählt bekommen zu haben. Aber vielleicht dient es uns auch zum Schutz, vieles zu erahnen, aber nie erfahren zu haben. Vielleicht lässt es uns unsere kleinen Schicksalsschläge leichter annehmen, weil wir wissen, dass ihr geschwiegen habt, um uns vor jeglichen Einflüssen zu schützen. Und dennoch, auch wenn aus der Vergangenheit nicht alles preisgegeben wurde, sind jene Zeiten auch Teil von uns und bestimmen unser aller Leben heute noch. Wir werden in Situationen gebracht, zu Menschen geführt, die uns bewusst machen, dass die Themen immer die gleichen sein werden, egal welches Jahr am Kalender steht. Gefühle und Bedürfnisse sind nicht an Jahreszahlen gebunden und erlauben heute mehr denn je, in Frage gestellt zu werden.

In den Fängen des Krieges – in Gedenken an Opa

Ich blicke, wie kann es anders sein, wieder einmal zurück. Meine Gedanken schweifen in meine Kindheit, in meine Jugendzeit. Ich habe meinen Großvater als einen ganz besonderen Menschen in Erinnerung. Er war die Ruhe und Gelassenheit in Person. Ich versuche gerade, mir Situationen in mein Bild zu rücken, in denen er nicht in seiner Mitte war, auf schwierige

Gegebenheiten wütend, zornig oder empört reagiert hatte. Ich kann sie aber nicht finden. Er war in unserer gesamten Großfamilie der Ruhepol. Es gab kaum etwas, was ihn aus der Ruhe bringen hätte können.

Als Enkelin weiß ich, was er in jungen Jahren erlebt, erfahren, im Krieg ertragen und aushalten hat müssen. Ich erfuhr, wie knapp er im Mai 1945, stationiert bei der Kriegsmarine in Nordeuropa, dem Tod entronnen ist. Durch diese göttliche Fügung, einem der letzten Unterseeangriffe der Alliierten, welche noch nichts von der Kapitulation der deutschen Truppen wussten, zu entkommen, ist ein Geschenk. „Opa, eine höhere Fügung hat verhindert, dass du wie alle anderen deines U-Bootes, Opfer dieses Angriffes wurdest. Himmlische Mächte veranlassten dich erstmalig, beim letzten Mal, mit einem anderen U-Boot mitfahren zu lassen und somit deinem Leben eine Chance zu geben." Dieses andere U-Boot bedeutete in Folge, den Fängen des Krieges nach 14-monatiger Gefangenschaft in Dänemark unter den Engländern, zu entkommen und körperlich unversehrt, aber mit emotionalen Schrammen des Krieges in die Heimat zurück zu kehren.

Heute scheint es mir fast unverständlich, nach all diesen Erlebnissen, die allgemein unglaublich viele Kriegstraumata bei allen Beteiligten ausgelöst haben, die Verarbeitung aller Eindrücke von physischer und emotionaler Gewalt oft unmöglich machten, dass er im

Alleingang einen Weg gefunden hat, mit seinem Schicksal nicht zu hadern.

Du hast es dir zumindest niemals ansehen, anmerken, spüren lassen. Du dürftest dir mit der Uniform einen dicken Umhang des Schutzes aufgebaut haben, den du nach Kriegsende, im Laufe der Zeit gegen Fürsorge, Aufmerksamkeit, Verständnis, Großzügigkeit, Akzeptanz und Toleranz getauscht hast. Du hast sieben Kindern das Leben geschenkt und warst stets zwölf Enkelkindern ein Vorbild für die Vater- und Großvaterrolle. Deine ruhige, besonnene Art findet in meinem Buch Raum, weil sie Ausdruck einer liebevollen Persönlichkeit ist. Nämlich der eines geglückten Vergebens und Verzeihens, aber auch des Handelns mit Selbstverantwortung, die uns alle lehren darf, dass das Annehmen noch so grausamer Widrigkeiten im Leben, unglaublich viele Belohnungen in sich trägt. Du hast uns hervorgebracht. Von dir durften wir lernen.

Seine letzte Lebensphase wurde am 19. März im Alter von 87 Jahren eingeleitet. Dieser Tag wird als Tag des Heiligen Josef, auch seines Schutzpatrons, gefeiert. In den frühen Morgenstunden des 20. März, zum Fest der Benediktiner, durfte er entschlafen. Obwohl Opa Zeit seines Lebens nicht wirklich Zugang zur praktizierenden Kirche suchte und hatte, darf es als wunderschönes Zeichen gesehen werden, dass er in Obhut dieser Heiligen wohl bestens in Empfang genommen wurde, gleichsam in schützenden Händen zu sein.

Mit diesem Kapitel wollte ich gezielt Dank und Anerkennung unseren Ahnen aussprechen, denn was wären wir ohne sie. Sie haben uns das Leben geschenkt, uns wachsen und gedeihen lassen, durch Prüfungen geführt und begleitet, um unsere eigenen Wege zu gehen. Sie leben in uns, in unserem Ausdruck, in unserem Umgang miteinander, in unserer Emotionalität, in unserem Sein weiter.

Gestattete Gefühle vor dem Grabstein

Ich sehe mich auf dem Friedhof beim Familiengrab stehen. Ich bin fünf Jahre alt. Meine Mutter und Oma stehen neben mir. Mein Blick gleitet über den dunklen Grabstein. Ich kann bereits einiges lesen und erkenne am unteren Ende des Steines das Schriftbild meines Namens. Leicht irritiert frage ich, warum auf diesem Grabstein schon jetzt mein Name steht. Meine Mutter versucht mir zu erklären, dass dies zwar der gleiche Name sei, jedoch diese Inschrift nichts mit mir zu tun habe. Das verstehe ich als fünfjähriges Mädchen nicht wirklich. Es muss doch eine Bedeutung haben. Es steht auch nicht der Name meiner Schwester auf diesem Stein. Es ist einzig und allein nur mein Name. Ich gebe nicht auf und frage weiter. Ich will dieser Angelegenheit nun auf den Grund gehen. Man erklärt mir, dass jemand, der den gleichen Namen hatte, gestorben ist, dies aber nicht ich sei. Diese Inschrift habe keinen Bezug zu meiner Person. Irgendwie fühlt es sich für mich als Kind anders an. Für mich gibt es sehr wohl eine Verbindung. Es sind meine vier Buchstaben: Elfi, so nennen sie mich doch. Mir bleibt nichts anderes übrig, als diese unzureichenden Erklärungen vorerst hinzunehmen. Offensichtlich bin ich noch zu jung, um das wirklich gut verstehen zu können. Man wird mir das später einmal, wenn ich älter bin, genauer erklären, und dennoch von diesem Grabstein geht eine Strahlkraft aus.

Als Fünfjährige kann ich sowieso nicht richtig verstehen, was da genau unter der Erde verborgen ist. Obwohl die Blumen auf den Gräbern haben schon eine starke Anziehung auf mich. Es ist mir nicht unangenehm, zum Friedhof mitzugehen, denn dieses bunte Blumen- und Blütenmeer gefällt mir.

Die Jahre vergehen, nun bin ich acht Jahre alt. Jetzt erlebe ich diesen Ort mit buntem Blumenschmuck mit weit traurigeren Gefühlen meiner Familie. Mein 25-jähriger Onkel ist bei einem Autounfall ums Leben gekommen. Plötzlich ist dieser Ort nicht mehr ein Ort, an dem man bloß regelmäßig das Grab gießt und verwelkte Blüten von den Blumen rupft. Es ist unerwartet ein Ort, an dem alle schwarz gekleidet rund um einen Holzsarg stehen. Mit den Worten, der tote Onkel liegt da drinnen, spielt sich bei mir ein ganzer Film zum Thema Sterben und Totsein ab. Diese unendliche

Trauer zu spüren, drückt doch auch auf mein Gemüt. Er heißt, wir können den Onkel jetzt nie mehr wiedersehen. Noch tragischer ist der Umstand, dass mein Onkel einen kleinen Sohn hat, der nun ohne Papa aufwachsen muss.

Ich verstehe, dass Oma sehr leidet und ich kann diese Traurigkeit in alle Richtungen spüren. Ich kann als Kind zeitlich nicht abschätzen, wie lange Oma in dieser Trauer nun schon gefangen ist, aber mir als Achtjährige kommt es unendlich lange vor. Ich wünsche mir, dass Oma wieder lacht, dass sie Freude spürt und auch zeigt. Ich erwische mich gar bei dem Gedanken: „Oma, jetzt ist es aber schon genug!“ Komisch, so oft hat sie sich Sorgen gemacht, Angst um ihn gehabt, wenn er mit der Motocross Maschine den Berg bezwungen hat. Einmal habe ich sie sogar sagen hören: „Der wird sich einmal das Genick brechen, wenn er das nicht bleiben lässt.“ Ja, es stimmt, er hat sich wirklich das Genick gebrochen, jedoch nicht beim Motorradfahren, sondern beim Autofahren. Jetzt lebt er nicht mehr und sie kann diese Trauer und die Schuldgefühle nicht loswerden. Sie fühlt sich verantwortlich und schuldig für etwas, was gar nicht in ihrer unmittelbaren Macht liegt. Sie fühlt sich schuldig am Lauf des Lebens, mit all seinen Schicksalsschlägen, Anbindungen an höhere Gewalten und Zufällen mit drastischen Folgen. Es ist mir als Kind nicht verständlich, warum Erwachsene es sich so unglaublich schwer machen können, warum sie so lange leiden und dieses Leiden nicht stoppen. Ich fühle mich mittlerweile schon fast herzlos, weil ich das Leben mit diesen traurigen Geschehnissen als unabänderlichen Zustand akzeptiere. Für mich ist es nachvollziehbar, Babys kommen auf die Welt und Menschen sterben. Worin ist diese tiefe, langanhaltende Trauer begründet? Ich verstehe dies als Kind nicht. Ich bin einfach noch zu unreif. Ich bin überzeugt, dass ich mit zunehmendem Alter für die Tragik und das Dramatische wohl noch empfänglicher werden kann. Vielleicht muss man Mutter werden und sein, um Bindungen und Beziehungen auf einer ganz besonderen Ebene zu erleben und die Gefühle anderer derart tief nachempfinden und fühlen zu können.

Nun bin ich 30 Jahre alt. Warum habe ich ihren Namen geerbt? Mittlerweile weiß ich, dass sie eine meiner Tanten gewesen wäre, nämlich die jüngere Schwester meine Mutter. Sie belebte den Spielraum zwischen Himmel und Erde lediglich ein halbes Jahr. Meine Oma musste im Laufe ihres Lebens drei ihrer Kinder beerdigen. Beide Töchter starben an den Weihnachtsfeiertagen. Ich erhielt 16 Jahre später, rund um Weihnachten, die Erlaubnis, auf die Erde zu kommen. Ich frage mich allmählich, ob dies etwas zu bedeuten hat. Weihnachten dürfte in unserem Familienverband wohl eine etwas übergeordnete Relevanz haben. Ich denke, die Bezeichnung *Fest der Liebe* spricht für sich. Schließlich wurde auch unser Sohn Simon in der Weihnachtszeit aus der Himmelsebene entlassen.

Was genau fällt uns denn im Laufe unseres Daseins alles zu? Zeitliche Zufälle ohne jegliche Bedeutung oder doch etwa eine höhere Ordnung, in der wir sozusagen zeitgerecht eingebettet werden, um unsere Rolle zeitgemäß und entsprechend angepasst zu spielen? Jetzt, da ich mittlerweile selbst Mutter bin und mit der Seelenempfängnis gleichsam eine Portion mütterliche Sensibilität eingehaucht bekam, frage ich mich; „Warum ist sie eigentlich so früh gegangen?"

Der Frage, warum Babys bereits im ersten Lebensjahr den Spielraum nach so kurzer Besuchszeit wieder verlassen, bleibt wohl eine Antwort schuldig. War sie keine Kämpfernatur? Gefiel es ihr hier doch nicht so gut? Ist sie etwa aus der Himmelsebene geflüchtet, was sie kurz darauf veranlasste, sich aus falscher Erwartungshaltung doch wieder zurückzuziehen? Gab es für sie Anfang der Sechzigerjahre zu wenig Möglichkeiten, um im Spielraum die gewünschte Entfaltung zu verwirklichen? Musste sie so früh gehen, um Oma den schweren Verlust eines Kindes als Teil ihres persönlichen Lernprogrammes zu absolvieren? Alles nur Gedanken, bestenfalls Vermutungen, die berechtigterweise keine auflösenden Erklärungen rechtfertigen. Oma musste lernen, mit dem Kindestod zurechtzukommen. Anfang der Sechzigerjahre gab es hierfür kein Kriseninterventionsteam, keine psychologische Familienberatung oder eine Psychotherapie auf Krankenschein, die es den Kindeseltern leichter und erträglicher gemacht hätte, über einen derartigen Verlust hinwegzukommen. Meine Großeltern waren ganz auf sich selbst gestellt. An professionelle Hilfestellung von außen war nicht zu denken. Sie mussten schicksalsbedingte Erschütterungen mit sich selbst ausmachen, darauf vertrauen, dass die Zeit den anfänglichen Schmerz allmählich lindert und die Sinnfrage im Laufe der Zeit keine Antwort mehr erwartet.

Was hat dies alles nun mit mir und meinem Leben zu tun? Nomen est omen – ist eine lateinische Redensart und bedeutet: Der Name ist ein Zeichen. Jeder Name hat eine ganz eigene Schwingungsenergie. Die Bedeutung von Namen kann heute vielfach recherchiert werden. Jedoch das Benennen von Neugeborenen mit Namen von Vorfahren verleiht der allgemeinen Namensbedeutung noch ein weiteres, zusätzliches Programm, das Auswirkungen auf den Lebensplan hat. Es ist absolut verständlich, dass sich meine Eltern und Großeltern hierbei wahrscheinlich keinerlei tiefgründige Gedanken gemacht haben. Ich aber hatte bereits als Kind die Empfindung, dass ich einen klitzekleinen Seelenanteil dieser verstorbenen Tante mit mir herumschleppe. Ich durfte nicht schreien, weil jegliche Schreiattacken Oma an das Sterben ihrer Tochter erinnerten. Dies führte dazu, dass auch ich ein akutes Thema mit dem Schreien von Säuglingen hatte. Einen

Teil dieses Themas durfte ich nach der Geburt meiner beiden Söhne erarbeiten und auflösen. Aufgrund deren Geburtssituationen wurde die Basis entsprechend gelegt. Aus heutiger Sicht wäre es meiner Entwicklung nicht förderlich gewesen, leise, schlummernde, quietschvergnügte Schreiverweigerer ins Leben zu führen, denn dann wäre das Thema hilflos schreiender Säuglinge mit Sicherheit verschleppt worden. Ich denke, damit sollte Schluss sein und lehrreiche Gelegenheiten und das erforderliche Arbeiten meiner damit verbunden Themen und Überreaktionen wollten erlöst werden. Meine Söhne haben sich dafür bereiterklärt. Eigentlich funktioniert unser aller Lebensplan grandios.

Wir erhalten im Laufe unseres Erdendaseins exakt die Begebenheiten, Situationen und Umstände mit den jeweiligen besten Spielgefährten, die wir zum Aufarbeiten unserer schwächenden, energievermindernden Lebensthemen benötigen. Demnach ist das Leben ein wahres Wunder. Wir müssen bloß die Zusammenhänge durchschauen, die Auswirkungen mit Selbstverantwortung tragen und lernen, das Positive und Gute zu erkennen und zu schätzen.

Zu früh gegangen

Es liegt mir am Herzen, eine sehr tiefgehende und berührende Geschichte zu erzählen. Es war das tragischste Erlebnis meiner Großmutter Maria in ihren jungen Jahren. Meine Oma brachte im Sommer 1951 ein Mädchen zur Welt. Dieses Mädchen bekam den Namen Elfriede und wurde Elfi genannt. Dieser Name hielt 1951 erstmals Einzug in unseren erweiterten Familienkreis, aber dabei sollte es nicht bleiben. Meine Oma erzählte mir diese Geschichte, die ich nun in mein Buch einfließen lasse, weil diese Geschichte auch sehr stark mein Sein beeinflusste.

Elfi war ein sehr hübsches Mädchen, aber nicht vollkommen gesund. Sie litt an Fraisen. Eine Krankheit, die es heute mit dieser Bezeichnung nicht mehr gibt. Laut Erzählungen dürfte diese Erkrankung starke Ähnlichkeit mit Epilepsie gehabt haben. An Weihnachten 1951 ging es dem damals halbjährigen Mädchen sehr schlecht. Der Gesundheitszustand war für meine Oma sehr beunruhigend. Sie bat meinen Opa, den Kinderarzt zu holen. Man muss hierzu wissen, dass meine Großeltern damals weder einen Telefonanschluss, noch ein Auto besaßen, außerdem der behandelnde Kinderarzt kilometerweit entfernt seine Ordination hatte. Mein Opa vertröstete Oma mit den Worten, dass er unverzüglich nach Weihnachten, falls es dem Kind bis dahin nicht besser ging, den Arzt kontaktieren wollte. Er konnte die lebensbedrohliche Gefahr der kleinen Tochter nicht richtig einschätzen. Das kleine Mädchen wurde immer unruhiger, die Schreiphasen immer anhaltender. Das Mädchen schrie sich in den Tod. Es überlebte Weihnachten nicht. Der unglaublich große Schock über diesen traurigen Ausgang saß bei meinen Großeltern tief. Als der Arzt den Tod feststellte, meinte er, dass das Kind bloß eine Injektion benötigt hätte. Diese nachträgliche Einschätzung des Arztes verschlimmerte das Trauma meiner Oma ins Unermessliche. Dieser Verlust war für sie ein unvorstellbar tiefgehender Schicksalsschlag, der verständlicherweise viel Zeit benötigte, um einigermaßen verarbeitet zu werden.

Dieser Tragödie haftete sich ein zweiter Schock an. Meine Oma stellte alsbald fest, dass sie bereits wieder ein Kind erwartete und demnach zu Weihnachten schon schwanger war. Den Kindesverlust noch nicht verarbeitet, wehrte sie sich innerlich, wieder schwanger zu sein, so rasch wieder einem Kind das Leben schenken zu müssen. Diese vorgeburtliche Abneigung und innerliche Ablehnung verursachte eine eher schwierige Beziehung zum erstgeborenen Sohn, der sie nicht über den Verlust der Tochter hinwegtrösten konnte. Diese bereits im Mutterleib schwierige Beziehung erlaubte ihr in späteren Jahren keine sorglose Mutter-Kind-Beziehung. Sie gestaltete sich, im Vergleich aller weiteren zukünftigen Kinder, als eine der schwierigsten. Als Kind lernte ich meinen Onkel als einen sogenannten

Grenzgänger kennen. Als einen jungen Mann, der den Reiz am Limit suchte und Lebenssituationen gerne herausforderte. Seine vorgeburtlichen Prägungen, seine spätere Lebenshaltung mag unbewusst in jungen Jahren den Autounfall herbeigeführt haben, an dem ihm zwar kein Fahrverschulden nachgewiesen wurde, aber ausdrucksstarke Folge eines Grenzgängers war, dem offensichtlich der Spielraum Zeit seines Lebens zu eng und klein war. Das Universum hatte offensichtlich die Vorsehung und schickte ihm ein Fahrzeug entgegen, das sich aus der Spur verlor. Dieses nach 24 Jahren zu Ende gegangene Menschenleben, das von Anfang an die Bürde eines toten Geschwisterchens mit sich trug und kennzeichnete, lässt uns mitfühlen, wie mütterliche Schuldgefühle keimen und letzten Endes nicht mitbegraben werden, sondern anteilig ein Leben lang mitgetragen werden und oft erst nach einem langen Leben Ruhe finden.

Rückzug aus dem Spielraum

Wann kommt die Zeit, sich aus dem Spielraum zurückzuziehen? Manchmal gibt es Aufschub. Das Gefühl, gehen zu müssen, wird überwunden, eine schwere Krankheit vorerst eingedämmt. Manche nennen es besiegt. Gedanken an den Lauf des Lebens sind in dieser Phase allgegenwärtig. Fragen wollen beantwortet werden. Der Verstand fordert nach wie vor das Recht auf Leben ein. Die Seele jedoch will oftmals nicht mehr zur Gänze „mitspielen“. Sie erlaubt sich einen Rückzug. Nicht unbedingt vollständig, ein Teil jedoch weigert sich, alle Kämpfe ums Überleben auszufechten. Genug gespielt? Entscheidung, in die Verlängerung zu gehen? Die Seele lässt sich nicht manipulieren. Allen Einflüssen zum Trotz will sie ihren Weg bis ans Ende gehen, ohne Rücksicht auf Ratschläge, gute Tipps, klägliches Bitten von außen. Die Seele misst das Erdendasein nicht nach zeitlichen Maßstäben und lässt sich von Lebensjahren nicht beeindrucken. Die Seele weiß, wann es Zeit ist, diesen Spielraum zu verlassen. Sie mag keine Kompromisse. Jegliche Versuche, welche die Verstandesebene hervorbringt, sind letztlich Bemühungen, die bedeutungslos das Spiel gegen die Seele verlieren.

Bist du bereit, dir eine Geschichte über den Rückzug erzählen zu lassen? Eine Schwester meiner Oma schenkte einem neugeborenen Mädchen – mal wieder – den Namen Elfriede. Die Beweggründe, warum diese Frau den Namen eines verstorbenen Säuglings einer ihrer Schwestern ihrer eigenen Tochter schenkte, lässt sich nicht mehr erfragen. Ich nenne sie in meiner Erzählung nicht mit ihrem Rufnamen, sondern bezeichne sie als meine gleichnamige Seelenverwandte.

Ihre Kindheit war alles andere als unbeschwert. Sie musste früh die Verantwortung für ihre nachkommenden Geschwister übernehmen. In jungen Jahren verließ sie ihr Elternhaus, heiratete und gründete eine Familie. Ihr Leben wurde durch ständiges Reflektieren ihrer Kindheit bestimmt. Sie schloss sich in späteren Jahren einer Yoga-Gruppe an und fühlte dadurch Erleichterung und es gelang ihr, emotional Vieles aufzulösen, das sich über Jahrzehnte aufgestaut und angesammelt hatte. Im Jahre 2004 entschied sie, mit Yoga-Freunden eine Gruppenreise in den asiatischen Raum zu machen. Ein Ort am Indischen Ozean war das Ziel. Zwei Wochen vor Abreise bekam sie ohne Angabe von Gründen die Mitteilung, dass der ursprünglich gewählte Ort vom Meer in das Landesinnere verlegt wurde. Anfangs enttäuscht, nun nicht ans Meer zu fahren, entschied sie sich, trotzdem diese Reise zu machen. – Eine ihrer faszinierendsten Reisen in eine andere Welt. Eine Reise, die exakt in die Weihnachtszeit fiel. Ja, es war Weihnachten, und nicht irgendein Weihnachten. Es war das Jahr des Tsunami mit seinen verheerenden Auswirkungen. Wäre diese Gruppe an den erst vorgesehenen Ort am Indischen Ozean gereist, wären sie mit Sicherheit Opfer dieser Naturgewalt geworden. Wer immer entschieden hatte, kurzfristig einen Ortswechsel zu organisieren, hat vermutlich das Leben vieler Yoga-Anhänger gerettet, so auch das meiner gleichnamigen Vertrauten. Dem Schicksal räumlich auszuweichen, hat sie damals als großes Geschenk annehmen können.

Ein paar Jahre später erkrankte sie an Brustkrebs. Neben einer schulmedizinischen Behandlung schenkte sie viel Vertrauen ihrer Yoga-Arbeit. Mithilfe ihres unerschütterlichen positiven Denkens und dem Beistand ihrer Kollegen und Freunde konnte sie wieder vollständig gesunden. Fast zehn Jahre wurden ihr im Glauben, vollständig geheilt zu sein, geschenkt. Die Freuden über den Gesundungssieg standen berechtigterweise an erster Stelle. Wir alle bewunderten sie für ihre Kraft, Stärke, Zuversicht und das Vertrauen in das Leben.

Um die Weihnachtszeit Ende des letzten Jahres stellten sich Befindlichkeitsstörungen ein, die sie selbst anfänglich einer Grippe zuschrieb. Um eine ärztliche Abklärung bemüht, musste sie erfahren, dass sie nun Leberkrebs hatte. Niemals gab es Anzeichen oder Schmerzen. Sie fiel mit dieser für sie so unerwarteten Diagnose förmlich aus den Wolken. Die Krankheit sei bereits sehr weit fortgeschritten, sagte man ihr. Eine chemotherapeutische Behandlung und eine Strahlentherapie würden ihr bestenfalls eine Lebensverlängerung von ein paar Monaten gewähren. In Anbetracht ihrer zurückliegenden Brustkrebs-Behandlung, ihrer geschenkten zehn Jahre, entschied sie sich, das „Angebot“ der Schulmedizin abzulehnen.

Von diesem Augenblick an, als Todgeweihte, mit dem Rest des Lebens umgehen zu lernen, ist eine besonders herausfordernde Aufgabe. Wie verbringt man diese Zeit des Ringens und Bangens, des Hoffens und

Zweifelns? Eine Zeit, in der der Körper immer schwächer wird, die Energie nicht mehr gehalten werden kann. Wenn die Hilflosigkeit nicht nur körperlich, sondern die erste Zeit nach der Befundbesprechung auch seelisch an der Tagesordnung steht und es mit fortschreitender Zeit unglaublich beschwerlich wird, einen Fuß vor den anderen zu setzen, weil jeder Schritt in Erschöpfung endet. Spät gewonnene Erkenntnisse aus der Vergangenheit rotieren im Kopf. Sich mitunter nicht immer als freier Mensch gefühlt zu haben, bringt abermals ein Gefühl der Enge zum Vorschein. Sich in der letzten Spielphase zu erlauben, all die Wut auszuleben, die sich nun als alter Groll wieder den Weg an die Oberfläche bahnt und Beweis dafür ist, dass manches nicht restlos aufgelöst werden konnte, bringt tiefgreifende Erfahrungen für das gesamte Umfeld. Die keimende Hoffnung, alsbald doch wieder zu Kräften zu kommen, ausreichend Luft zur Verfügung zu haben, ermöglicht ein Annehmen der Krankheit.

Wenn die Spielzeit sich dem Ende zuneigt, fahren die Gefühle Achterbahn. Es gibt wohl kein Einziges, das in dieser Lebensphase nicht zum Ausdruck kommt. Ich entscheide mich am 9. Jänner für ein „Buchschreibprojekt“ und erfahre erst Tage später von ihrem Schicksal. Was sich für mich als möglicher neuer Weg zeigt, ist zeitgleich für sie das Signal für den Einlauf in die Zielgerade. Vielleicht liegt das Geheimnis des Lebens gerade darin, dass wir auf unseren Wegen Freude und

Leid, Glück und Unglück nicht voneinander trennen können, weil das eine das andere bedingt. Sie war eine Frau mit unglaublichem Weitblick und höherem Bewusstsein für die Geschehnisse in unserer Welt. Ich durfte meine Seelenfreundin kennen lernen und auch bewundern, da sie in den schwierigsten Lebensphasen alle spüren ließ, dass sie keine Angst vor dem Totsein hat, aus Überzeugung, dass lediglich ein Zyklus zu Ende geht, dem ein Neustart gesichert ist.

Was würde ich schreiben, wenn ich wüsste, dass dieser Tag mein letzter Tag wäre? Ich besuche mich selbst, mein Innerstes. Tief versunken stelle ich mir vor, dieser Tag wäre mein Ende in diesem Spielraum. Was würde heute anders sein als gestern? Was würde ich heute anders machen als vor einem Jahr? Ich würde schreiben – als Danksagung sozusagen. Danksagung an das Leben in all seiner Vielfalt. Ich würde den Tag nicht anders verbringen und gestalten als all die Tage zuvor. Ich würde mich auch nicht dramaturgisch in Szene setzen, um in den Mittelpunkt zu rücken. Das liegt mir nicht. Ich würde diesen Tag einfach meinen letzten Tag sein lassen und zwar mit all den Erfahrungen, Begegnungen, Überraschungen, die auch mein Leben bestimmt und beeinflusst haben. Ich würde darüber nachdenken, ob es irgendetwas gibt, das ich zu bereuen hätte. Was fällt mir hierzu ein? Es gab Zeiten, da meinte ich, bereuen zu müssen, am Heiligen Abend des Jahres 2014 nach dem Feiern mit meiner aktuellen

Familie, nächtens nicht ins Auto gestiegen zu sein, um zu meiner sterbenden Mutter zu fahren. An diesem Abend hätte es die letzte Möglichkeit für ein Gespräch gegeben, wie ich tags darauf feststellen musste. Ich habe es verabsäumt, im Glauben, dass sie über die Weihnachtsfeiertage noch hinwegkommt und im wahrsten Sinne des Wortes durchhält. Bereue ich es heute wirklich? Nein! Vielleich habe ich ihr auch mit meinem Fernbleiben die Möglichkeit eingeräumt, am nächsten Tag sterben und den Spielraum verlassen zu können, ohne jegliche Gefühle des der Familie gegenüber verpflichtenden Kämpfens und Durchhaltens. Diese Welt zu verlassen, in der es für sie augenscheinlich nichts mehr zu spielen gab.

Die Krankheit war eine Möglichkeit, sich aus dem Spielraum zu entfernen. Ein anderer Ausdruck für: „Ich habe genug, für mich passt es hier nicht mehr!“ Ein jeder Rückzug aus dem Spielraum ist gleichzeitig ein Schritt in die Freiheit, in weiterer Folge ein Schritt in ein neues Leben. Es war gut, ihr diese Freiheit zuzugestehen, einfach zu gehen. Man kann keinen Menschen in diesem Spielraum festhalten. Der Geist ist diesbezüglich verlässlich und lässt nicht mit sich taktieren, sich auch nicht manipulieren oder durch Außenstehende festhalten. Das ist unser aller Freiheit. Gehen zu können, wenn es an der Zeit ist, etwaigen Schlupflöchern, die sich kurzfristig noch rasch präsentieren könnten, zum Trotz, entziehen. Nein, Reue ist in diesem Fall nicht angesagt.

Würde ich es bereuen, oftmals viele Kompromisse eingegangen zu sein, aufgrund familiärer Situationen, die ein Anpassen an schwierige Herausforderungen unabdingbar machten? Nein, auch das bereue ich nicht! Heute weiß ich, dass letztendlich alle Kompromisse mich zu diesem heutigen Tag geführt haben. Diese vermeintlich oft schlecht geredeten Kompromisse haben mir letztendlich alle meine Wünsche erfüllt.

Ich denke zurück in die Zeit meiner Kindheit, um ein Beispiel zu nennen. Wie habe ich mir damals mein Leben ausgemalt? Wie habe ich mir mein Erwachsensein und Älterwerden vorgestellt? Ich erinnere mich. Als kleines Mädchen liebte ich es, an den warmen, sonnigen Sommervormittagen, meine Oma und eine Großtante, unter dem Apfelbaum sitzend, Äpfel schälen zu sehen. Diesen Duft der frischgemähten Wiesen zu riechen und das süßliche Aroma der saftigen Äpfel zu schmecken. Diese absolute Ruhe und Gelassenheit bei dieser Tätigkeit, die beide ausstrahlten, die wünschte ich mir offenbar, in mein eigenes Erwachsenenleben mitzunehmen. Es dauerte nicht lange, bis meine Nachbarin uns kübelweise Äpfel in den Garten stellte, nachdem wir in unser neugebautes Haus eingezogen waren. Ich dürfte wohl bereits als Kind die Bestellung für unbehandelte Bio-Äpfel ins Universum gesendet haben.

Nun, Mitte Dreißig, saß ich wieder im Garten, Äpfel schälend, mitten unter umhersummenden Bienen und Wespen, mit dem Geschmack und dem Duft der Natur. Meine Kinder liebten es genauso, sich die geschnittenen Apfelspalten zu stibitzen, wie ich damals, als Kind.

Ich wuchs im Verband der Großfamilie auf. Ich spürte, wie verlässlich dieses Gefühl der Sicherheit meine Kindheit begleitete, weil Oma jeden Tag für uns Kinder da war, für uns Zeit hatte und nicht aufgrund von Berufstätigkeit hektisch versucht war, alles auf die Reihe bringen zu müssen. Ich erkannte schon damals, dass diese Art der Freiheit uns Kindern gut tat. Auch dies mag Anlass gegeben haben, mir eine ähnliche Situation zu wünschen, um einfach da zu sein für meine Familie, für meine Kinder, für mich selbst und mir somit eigenständig den Tag einteilen zu dürfen. Seinen Verpflichtungen zwar nachzukommen, aber dennoch selbstbestimmt den Tag gestalten zu dürfen, war mir außerordentlich wichtig, als ich entschied, zukünftig Angestelltenverhältnisse hinter mir zu lassen. Als Hausfrau und Mutter nicht die Abhängigkeit vom verdienenden Ehemann an die erste Stelle zu rücken, sondern dieses Gefühl, sich zumindest einen Teil des Tages als Freiraum schenken zu dürfen, auch gönnen zu können. Sich einer Doppel- oder Dreifachbelastung nicht auszusetzen, um als ein in der Gesellschaft „wirtschaftsfördernder Beitragsfaktor“ anerkannt zu werden. Sich als Frau und Mutter, ohne Dienstverhältnis, in einer heute absolut wertlos geredeten Rolle, wohlfühlen zu können, ist eine Haltung, die nicht dem allgemeinen Mainstream entspricht. Das Funktionieren täglich beweisen zu müssen, sei es im Beruf, gegenüber Kollegen oder Vorgesetzten, erschien mir nicht als Sinn des Lebens qualitätsgesichert.

Mir jedoch ausreichend Freiraum zu schenken für Kunst, Kreativität und Kommunikation, erlaubt ein schöpferisches Mitspielen, Gestalten und Wirken in diesem Spielraum. Sich die Freiheit einzuräumen, zu tun, was einem am letzten Tag seines Daseins ein Bedürfnis ist, Freude und Genuss bereitet, ist eine Entscheidung. Verbringe jeden Tag, als ob es dein letzter wäre! Ist das immer möglich? Nein, es war auch in meinem Leben nicht immer möglich. Auch ich sah mich vielen Verpflichtungen ausgesetzt, aber ich habe es nicht zugelassen, dass Verpflichtungen mein ganzes Leben regieren.

Ich habe mir erlaubt, mich mit den Themen auseinanderzusetzen, die mich bereits als Kind angesprochen haben. Ich habe mir als Kind Begegnungen mit besonderen Menschen gewünscht. Je älter ich wurde, umso mehr Begegnungen durfte ich erleben und erfahren. Dafür bin ich in Demut außerordentlich dankbar. Für jeden einzelnen, der mich beflügelt hat, das Leben als wahres Wunder zu sehen.

Habe ich jemals meine langjährigen Jobs bereut? Nein, ich bin, Gott sei Dank, zweimal von wunderbaren Seelen verführt worden, diese für mehr Lebensqualität hinter mir zu lassen. Dafür danke ich meinen Söhnen. Es ist schon mal gut, wenn man erkennt, wann Veränderungen angestrebt werden sollten, weil die Begeisterung fehlt, der Spaßfaktor nicht mehr beteiligt ist. Aber jeder gerät im Laufe seines Lebens in den Prozess des Erkennens, was man nicht will, wird irgendwann abgelöst vom konstruktiven Erschaffen des Gewünschten, all dessen, was man wirklich will.

Will ich eigentlich an diesem meinen letzten Tag auch Wäsche waschen und kochen? Ja, absolut auch an meinem letzten Tag möchte ich als Zeichen und Ausdruck der Wertschätzung und Liebe für meine Liebsten Gutes und Nützliches tun. Ich würde beim Geschirrspülen nicht darüber sinnieren, dass ich es tun muss. Nein, im Gegenteil ich darf es auch heute tun. Ich bin, Gott sei Dank, körperlich nicht beeinträchtigt, kann Füße und Hände erfolgversprechend benützen und mich freuen, dass sie mich auch an meinem letzten Tag nicht im Stich lassen.

Ich darf an meinem letzten Tag meinen Geist beanspruchen, der mir in einer Flut von Gedanken zuflüstert, was denn noch alles zu tun sei: Freunden und Wegbegleitern zu danken, dass diese uns auch an dunklen Tagen, die uns allgemein am Boden kriechend, das Licht oben nicht sehen lassend, zumindest durch soziale Netzwerke ganz nahe standen und uns oftmals ausgehalten und mitgetragen haben. An meinem letzten Tag, bei geistiger Gesundheit, meinen engsten Vertrauten, noch einen wertvollen Gedanken übermitteln zu dürfen, ist ein segensreiches Lebensgeschenk. Liebeserklärungen und Danksagungen an die richtigen Empfänger zu senden, dürfte als unser aller Wunsch ganz oben auf der Liste stehen. Da wir in der Regel nicht wissen, wann nun tatsächlich unser letzter Tag ansteht, vergessen wir nicht, es täglich zu tun.

Ich denke immer noch nach: „Was gibt es zu bereuen?“ und stelle allmählich fest: Nichts, absolut nichts, denn das Leben ist deshalb so wertvoll, weil wir gelernt haben, alle Situationen, und sind sie noch so undurchsichtig, verzwickt, kompliziert, aufregend und nervig, bestmöglich zu meistern.

Was würde ich wünschen, an meinem letzten Tag? Meinen Kindern wünsche ich, ihr Leben einfach nur zu leben. Sich nicht an Meinungen anderer den Spaß, die Freude, den Genuss nehmen zu lassen. Rücksichtsvoll, aber mit Bestimmtheit, ihren Weg zu gehen, egal wohin, die Welt ist so groß. Räumliche Grenzen zu überwinden und Fuß zu fassen, wo es der Zeit entsprechend für sie passt. Sich nicht unterzuordnen, wo Freiheit zur Gänze beschnitten wird. Sich die Meinung und absolut alles aussprechen zu trauen, ohne die Kritik anderer fürchten zu müssen. Das Glück in den Momenten zu erkennen, die uns immer wieder spüren lassen, dass man im Spielraum zwischen Himmel und Erde ganz oft den Himmel berührt. Das Lachen als Heilmittel zu erkennen und mit Mut, sich all dem zu stellen, das irgendwann einmal Sorge und Angst bereitet hat. Über uns hinauszuwachsen und genießen, dass jeder Tag uns ein Stück näher zu uns selbst bringt. An meinem letzten Tag würde ich meinen Liebsten sagen, dass sie die Trauer so rasch wie möglich vorüberziehen lassen dürfen und einfach weiterspielen mögen, so lange es Spaß macht. Wüsste ich tatsächlich, dass es mein absolut letzter Tag wäre, würde ich versuchen, noch ein bisschen zu verhandeln. Ich kenne mich ja. Möglicherweise lässt ja da auf oberster Ebene noch jemand mit sich reden. Ich würde wahrscheinlich auch noch ein paar Verbesserungsvorschläge vorbringen, um meine karmische Punktezahl zu erhöhen. Aber nicht, weil ich Angst vor dem Totsein habe, sondern weil ich Angst hätte, jemand auf meiner Liste des Verzeihens, Vergebens, des Wertschätzens und Liebens nicht die richtigen Worte gesagt zu haben. Weil auch ich nicht unfehlbar bin und mir tatsächlich Gedanken mache, was richtig oder falsch ist. Dieses Thema entstand wohl in der Zeit unserer „Kurz-Gedanken-Sendungen" zu Zeiten von *E-Mail*, *SMS* und *WhatsApp*. Vielleicht ist da noch etwas offen, was zu Missverständnissen geführt hat, was falsch verstanden wurde, was nicht in ganzen Sätzen formuliert und ausgesprochen wurde. Ich würde ganz einfach bei den „unvollständigen …-Sätzen" eine Begründung hinzufügen, denn ich bin nicht der

Meinung, dass Worte zerstören, wo sie eigentlich hingehören. Worte wollen gehört, geschrieben, gelesen werden, um zu verstehen, dass wir alle unserem letzten Tag entgegenblicken und das darf uns ermutigen, vorher alles zu sagen, alles zu fühlen, alles zu wünschen, alles zu erleben, was das Leben lebenswert macht.

Abendstimmung – oder was übrig bleibt vom Tag

Ein Tag wie jeder andere auch, oder vielleicht doch nicht ganz? Rückzug vollzogen. Tag zwei. Erinnerungen an gestern. Das Handy läutete. Voller Erwartung nahm ich den Anruf entgegen, um sofort zu registrieren, dass die Stimme auf der anderen Seite der Leitung in mir leichtes Unbehagen aufkommen lässt. Ein einziger Satz genügte. Wie ein Speer bohrte er sich in meinen Brustraum. Meine vertraute Seelenschwester, wie ich sie nenne, ist gestern Abend entschlafen.

Mein Gott, nun doch so plötzlich. Natürlich war es zu erwarten und wir mussten damit rechnen, dass es nur mehr eine Frage der Zeit sein würde, bis der Körper willenlos den Kampf ums Leben aufgibt. Dennoch die Frage: „Warum gerade jetzt?" Für mich war doch noch ein Gespräch ausständig. Ich wollte – bitte – noch einen Rat von ihr hören. Ich wollte sie ersuchen, mir hilfreich zur Seite zu stehen beim Schreiben meines letzten Kapitels. Ich wünschte, ihre Gedanken, jene aus der Sicht einer Todkranken, zu Papier zu bringen. Anfangs aus Rücksichtnahme, dies aus Gründen der Pietät noch aufzuschieben, ließ ich Zeit verstreichen. Ich wollte ihr Zeit geben, um den Schock über die Diagnose zu verarbeiten und habe schlussendlich den passenden Zeitpunkt versäumt.

Hätte es überhaupt einen passenden Zeitpunkt gegeben? Ist es nicht rücksichtslos und egoistisch, einer Sterbenden in die Seele zu hören, um einen persönlichen Nutzen der Reifung daraus zu ziehen? Warum tun wir uns so schwer, aus Rücksicht auf Gefühle, Vieles nicht anzusprechen, an lebensbedrohenden Themen nicht kratzen zu wollen? Hätte es ihrerseits eine für mich persönlich bestimmte, allumfassende Weisheit gegeben, die noch unbedingt zu mir hätte fließen sollen? Wahrscheinlich nicht! Sonst hätte das göttliche Timing die Voraussetzung für eine vertraute Unterredung gefunden. – Nun sitze ich auf meinem Zweier-Terrassenbänkchen alleine und muss akzeptieren, dass es meine alleinige Aufgabe ist, dieses Kapitel zu erarbeiten.

Vor fünf Tagen, am Morgen eines bevorstehenden Wetterumschwunges, hatte ich ihr folgende Gedanken zum Tag gesandt: „Wenn der Wind Wolken bringt, seien sie noch so dunkel und schwarz – vergiss niemals, dahinter scheint die Sonne!“ Nichtsahnend, dass es ihr letzter Tag in ihrem irdischen Haus war, bevor sie zum Sterben in die Palliativstation eines Krankenhauses gebracht wurde. Sie antwortete nicht mehr, hatte jedoch vormittags die Zeilen noch empfangen.

Tags darauf setze ich mich zum Schreibtisch, mache mir Gedanken über mein Buch und wähle intuitiv, am letzten Kapitel – über den Rückzug aus dem Spielraum – zu arbeiten. Ich schreibe aus der Sicht einer Gesunden, welche die Botschaft erhält, dass es ihr letzter Tag auf Erden sei und lasse meine Gedanken fließen, während es tatsächlich ihr vorvorletzter Tag war, an dem sie nicht mehr fähig war, zu sprechen, wie ich nun erfahren habe. Am Freitagabend drehte sie den Kopf zur Seite und schlief ein – für immer! Samstag in der Früh läutete mein Handy, indem ihr Kontakt gespeichert ist, jedoch nie wieder von mir angewählt werden kann.

Mein Verstand lenkt ein. Aus tiefstem Mitgefühl sollten wir vielmehr annehmen können, dass sie erlöst wurde, nach Wochen unendlichen Leidens und dennoch, im ersten Augenblick sitzt der Schock tief. Die Trauer legt sich wieder einmal wie ein dichter Schleier um uns und versperrt uns den Blick in die Weite. In Sekundenschnelle blitzen tausend Erinnerungen durch den Kopf und nun die Erkenntnis, dass die endgültige Loslösung vom Irdischen vollzogen wurde, als ob es nichts Wichtiges mehr zu tun, zu erleben und zu sagen gegeben hätte. Wie ein Häufchen heulendes Elend wandle ich durch diesen Tag. Gleichsam höre ich sie sagen, dass es keinen Grund gibt, traurig zu sein und trotzdem lässt sich dieser leidende Schmerz weder auf Wunsch noch auf Anordnung einfach abstellen.

Was bleibt nun übrig vom Tag? Der Gedanke, dass das Leben so kurz ist, dass es mit einem einzigen Augenblick ausgelöscht sein kann. Nicht die Verweildauer hier auf Erden macht unser Glück aus, sondern die Zeit, die wir nützen konnten, um für einander da zu sein, miteinander zu lachen, zu reden, zu weinen. Ich blicke in der Abenddämmerung zum Himmel. Auch heute zeigen sich dunkle Wolken. Es ist still, absolut windstill. Die letzten Vögel singen noch ihr Abendlied. Auch die Vogelstimmen werden allmählich leiser. Auf der anderen Seite der Erde geht nun die Sonne auf und bringt einen neuen Tag.

Menschen sterben und Seelen ziehen wieder in den Spielraum ein. Irgendwo zwischen meinem Terrassenbänkchen und einem bunten Blumenpark auf der anderen Seite der Welt gibt es Menschen, die sich lieben, zueinanderfinden und bereit sind, Seelen zu empfangen. Keine einzige geht verloren, auch nicht die meiner vertrauten Seelenschwester. Das lässt mich am Abend des zweiten Tages zuversichtlich in den Himmel blicken. Dunkle Wolken ziehen vorüber. Die Sonne bahnt sich immer wieder den Weg zu uns, um uns mit ihren Strahlen Dunkelheit zu nehmen. Der Rückzug ist lediglich ein Zurückziehen auf Zeit, ein sogenanntes „Auszeit-Nehmen“, der einen neuen Eintritt in den Spielraum gewährt. So sei es!

Erkrankungen, die uns das Leben kosten

Wie war das gleich noch mal vor meiner Inkarnation? Ich entschied mich für junge Eltern, im Glauben daran, diese dementsprechend lange bis in mein eigenes hohes Alter an meiner Seite zu wissen. Weit gefehlt! Oft kommt es anders. Ich denke zurück an einen Samstag im Sommer des Jahres 2011. Ich nahm an einem Seminar teil, das die Arbeitsmethode der *Polymorphen Transformation* nach Frau Dr. Margarita Kern, lehrte. Ich sehe mich noch heute, neben anderen Teilnehmern, im Raum sitzen. Während leise Musik lief und wir zur allgemeinen Entspannung uns darin stabilisierten, in Grundbalance zu gelangen, sendete mein Kopf ständig den Gedanken „Zerfall der Familie". Es war mir zeitgleich unerklärlich, was dies zu bedeuten hätte. Dieser Gedanke war beunruhigend. Mein nächster Gedanke galt einer sehr schweren Erkrankung, der folgende Gedanke mir selbst. Da mich schon seit längerer Zeit starker Husten plagte, fühlte ich mich nicht ganz wohl hinsichtlich dieser Eingebung. Kurzum beschloss ich, einen Termin beim Lungenfacharzt zu vereinbaren. Gott sei Dank! Meine Sorge erwies sich nach eingehender Untersuchung als unbegründet und unbedenklich. Was für ein Aufatmen! Ich schrieb meiner Eingebung keine weitere Bedeutung zu, bis meine Mutter mir eröffnete, dass sie am Tag vor meinem Seminar eine Mammographie machen hatte lassen, deren

Ergebnis weitere Untersuchungen erforderten. – „Zerfall der Familie“, die Bedeutung dieser drei Wörter sollten wir in den nächsten Jahren erfahren und durchleben.

Der Verdacht bestätigte sich sehr bald. Meiner Mutter wurde Brustkrebs diagnostiziert. Wie fühlt es sich an, das erste Mal im Leben mit einer Krebserkrankung eines Familienmitgliedes konfrontiert zu sein? Da dieses Thema unglaublich viele Menschen betrifft, schreibe ich über meine Empfindungen nicht in der Mitvergangenheit, denn diese Emotionen durchleben Zigtausende Menschen tagtäglich.

Diese Diagnose zieht einem ruckartig den Boden unter den Füßen weg. Unzählige Gedanken schwirren gleichzeitig durch den Kopf. Es geht hierbei nicht um eine Befindlichkeitsstörung. Es geht um eine lebensbedrohende Krankheit, die gefürchteter nicht empfunden werden kann. Die ersten Tage fühlt man sich wie erschlagen. Diese Zeit ist dadurch geprägt, dass du jeden Morgen im Augenblick des Erwachens hoffst, nur einen bösen Traum gehabt zu haben. In Sekundenschnelle stellt man leider fest, es war kein Traum, es ist tatsächlich Wirklichkeit.

Die Erkenntnis, wie eine lebensgefährliche Erkrankung auf das System Familie wirkt, lässt nicht lange auf sich warten. Die Empfindungen meiner Söhne verschärften sehr rasch den Ernst der Lage. Selbst die

Reaktionen unseres Zweitgeborenen, der zu diesem Zeitpunkt gerade mal zwei Jahre alt war, konnten deutlicher nicht sein. Diese Erkrankung wirkte auf subtilste Art und Weise auf sein Verhalten und zielte auf eine außerordentliche Wahrnehmung ab. Zum einen gab es da die Diagnose, über die sich Erwachsene unterhalten können, zum anderen brauchte es für unseren Jüngsten keine erklärenden Worte. Seine Reaktion auf die schicksalhafte Erkrankung seiner Oma hätte im Ausdruck seines Verhaltens nicht verständlicher und deutlicher sein können. Vor Schmerz und Wut katapultierte er sich aus seinem Gitterbett. Es ist uns heute noch ein Rätsel, wie dies in Anbetracht der schützenden Gitterstäbe möglich war.

Allen Ratgebern bezüglich positiven Denkens zum Trotz, kann man nicht verhindern, dass sich ein dunkler Schleier, eingetaucht in Zweifel, Sorgen und Ängsten, über die gesamte Familie legt, den es nach dem ersten Verdauen derartiger Hiobsbotschaften gilt, mühsam aus dem Mittelpunkt zu entfernen, sodass keiner darunter erstickt.

Perspektiven verschieben sich. Vieles verliert an Wichtigkeit. Der Blickwinkel auf das Leben allgemein verändert sich stetig. Es gilt nach einiger Zeit, etwas Neues, Fremdes annehmen zu lernen. Diese Krankheit hat uns allen einen Prozess auferlegt, der es erforderte, das eigene Leben so normal wie möglich weiterzuleben, während man eine Todkranke begleitet.

Nun, was ist eigentlich wirklich passiert? Eine Erkrankung hat sich still und heimlich in das Leben meiner Mutter geschlichen, um zu erklären: Ich spiele von nun an den Kampf um Leben und Tod. Ab diesem Zeitpunkt führt der Kopf mit all seinen programmierten Gedanken rund um das Thema Krebs und Sterben Regie. Alle jemals gehörten Glaubenssätze zu dieser Erkrankung durchwandern das Gehirn. Wenngleich auch jeder von uns gehört und gelernt hat, dass es in Bezug auf derart bedrohliche Krankheitsbilder noch wichtiger wäre, positiv zu denken, einem eventuellen negativen Krankheitsverlauf sofort durch Gedankenkorrektur zu Leibe zu rücken, muss anerkannt werden, dass unser Gehirn keine Maschine ist, die man innerhalb von Stunden neu konfigurieren kann, um das gespeicherte Gedankengut durch heilungsfördernde und gesundheitsverstärkende Gedanken zu ersetzen. Wäre dies möglich, müsste vermutlich kein Mensch auf Erden an einer Krebserkrankung sterben. Da wir aber Menschen und keine ferngesteuerten Maschinen sind, löst eine derartige Diagnose erst einmal eine ganze Flut von optionalen Gedankenströmen aus, die einen weiteren Krankheitsprozess in Gang setzen. Der Körper wird vom Kopf gesteuert. Der Kopf, sprich Geist, ist nicht kategorisch in der Lage, die Zukunftsperspektive mit derart drastischen Diagnosen in das Heil-Ende zu fokussieren.

Tatsache ist, dass irgendwann, vor geraumer Zeit, eine einzige Zelle begonnen hat, sich zu verändern. Sich gleichsam aus dem Zellprogramm gesunder Zellen ausgeschlossen hat. Diese Zelle geht nun ihren eigenen Weg. Aus dem Gedankenchaos Betroffener entspringt mit unglaublicher Geschwindigkeit die Krankengeschichte. Der Kopf spinnt sich den weiteren Lebensverlauf zu Ende. Das zu Recht. Mentales Training erweist sich in speziellen lebensbedrohlichen Situationen als Schwerstarbeit.

Die bei Mitteilung der Diagnose mit einem Schlag aufkeimende Angst und Sorge bewirkt mitunter das Geschehen. Plötzlich gibt es zwei Konkurrenten. Auf der einen Seite steht der Verstand, der immer wieder beteuert, wie wichtig es ist, nicht ins Negative abzugleiten, positiv zu denken, die Gesundung zu visualisieren. Auf der anderen Seite steht die Angst, mit jeder Menge Sorgen und Verzweiflung gepaart, die einfach da ist und sich nicht so einfach verscheuchen lässt. Als mitbestimmend für den Krankheitsverlauf beziehungsweise für eine mögliche Heilung gilt: Wer von beiden ist nun der Stärkere? Wer behält Oberhand? Wer kann wen bezwingen und in die Schranken weisen? Ist die Angst größer als die Fähigkeit, den Optimismus zu halten, läuft jede/r Gefahr, diese Krankheit nicht zu überstehen.

Trotz aller chemischer Substanzen und moderner Bestrahlungsmethoden wird die Angst über den kleinkeimenden Optimismus das Ruder behalten und somit jegliche Überlebenschancen vermindern. Die Krebserkrankung ist die drastische Form dieses Wettkampfes, bei der es letzten Endes um Leben und Tod geht.

Dieses Wechselspiel zeigt jedoch in all unseren Lebenssituationen Spielcharakter von nicht geahnter Wirksamkeit. Sei es im Beruf, im Sport oder in Beziehungen. Die Angst lähmt, macht krank, macht unfrei. Sie lässt uns oftmals Entscheidungen fällen, die angstgesteuerter nicht sein könnten. Dies zu erkennen, dauert meist nicht lange. Dies zu ändern, jedoch oft unser ganzes Leben lang.

Fazit: Gesundleben ist gleichbedeutend mit angstfrei leben. Wenn dies ein Kinderspiel wäre, würden viele Arztpraxen leer stehen, Krankenhäuser nicht zur Gänze Auslastung finden und unser Gesundheitssystem wieder ein Stückchen näher in Richtung Plus rutschen. Vielleicht wäre zu überdenken, ob es nicht zum Wohle unser aller sinnvoll wäre, zukünftig prophylaktisch unsere Ängste zu therapieren, statt Angst zu entfachen, zu schüren, um das System nicht zu gefährden. Auch wenn wir immer wieder feststellen: „Mut tut gut!“, sei gesagt: Mut zu haben und zu zeigen heißt nicht automatisch, angstfrei zu sein, sondern lediglich, den Mut eine Stufe über die Angst zu stellen.

Weihnachten einmal anders

Heiliger Abend 2014. Am frühen Abend dieses besonderen Tages, der uns alle immer wieder, Jahr für Jahr in eine sehr besinnliche, aber auch frohe Zeit führt, telefoniere ich mit meiner Mutter. Am Telefon ist an ihrer Stimme erkennbar, wie schwach sie ist. Das Atmen fällt ihr schwer. Ihre abschließenden Worte: „Ich wünsche euch schöne Weihnachten!“

Tags darauf musste ich an diese Worte zurückdenken, denn es waren ihre absolut letzten Gedanken, die sie aussprach und uns für unser weiteres Leben mitgegeben hat. Nach dem Telefonat feierte ich mit meiner Familie das Weihnachtsfest. Ich war sehr bemüht, mir nicht mein Empfinden anmerken zu lassen, wie ernst mittlerweile die Lage meiner Mutter war.

Mitten in der Nacht erwachte ich aus einer Tiefschlafphase. Ich meinte, das Läuten unseres Telefonapparates hätte mich geweckt. Ich horchte Richtung Schlafzimmertür und war mir nicht sicher, ob es immer noch läutete. Dieses Geräusch war für mich so derart deutlich wahrnehmbar. Kurz darauf meinte mein Verstand, dass es sich wahrscheinlich um einen Traum gehandelt hatte. Ich schlief wieder ein. Am Morgen des Christtages, als wir gerade beim Frühstück saßen, läutete es tatsächlich. Meine Schwester war am anderen Ende der Leitung. Sie gab mir zu verstehen, dass Mama nach Mitternacht wieder in die Palliativstation des

Krankenhauses eingeliefert werden wollte. So schlecht ging es ihr also. Weiters erfuhr ich, dass mein Vater mich nächtens anrufen wollte, den Telefonhörer bereits in der Hand gehalten hatte, um ihn dann doch wieder zurückzulegen, weil er Bedenken hatte, die gesamte Familie damit zu wecken.

Ich setzte mich mit unserem älteren Sohn in das Auto und wir fuhren in das Krankenhaus. Unsere Fahrt führte uns, so wollte und sollte es sein, auch durch den Ort, in dem Frau Dr. Margarita Kern ihre Praxis hat. Von weitem konnte ich unvorhergesehen Licht erkennen. Spontan hielten wir an und ich klopfte an ihre Tür. Sie öffnete und wusste, wie auch immer, bereits Bescheid. Es genügten zwanzig Minuten einer kurzen, aber äußerst effektiven Stabilisierung für meinen Sohn und für mich, um gerüstet und stabil für unser beider Aufgabe zu sein.

Es gelang uns, innerlich gestärkt, den Weg in das – es gab wohl keinen Zweifel mehr – Sterbezimmer meiner Mama zu gehen. Mein Sohn nahm Abschied von seiner Oma, von jener Frau, zu der es ihn von Beginn an besonders stark hingezogen hatte. Meine Schwester und ich blieben die nächsten Stunden bei Mama. Während der behandelnde Arzt meinte, dass es noch bis zu zwei Tage dauern könnte, bis sie hinübergleiten würde, war ich mir bereits seit dem Zeitpunkt unseres morgendlichen Telefonats absolut sicher, dass ich dieses Krankenhaus noch vor Mitternacht verlassen würde, weil ich spürte, dass es für sie an der Zeit war, einer Loslösung aus diesem Leben nicht länger zu widerstehen.

Sie starb am Abend des Christtages. Sie wurde erlöst. Sie war der erste Mensch, den ich sterben habe gesehen und das zu Weihnachten. Dieses Erlebnis, diese Erfahrung möchte ich nicht missen. Der Christtag war jener Tag, an dem jedes Jahr die gesamte Familie im Elternhaus zusammenkam, um die Geburt Christi zu zelebrieren. Es war der Tag, an dem wir früher feierten und wir Töchter dieses Jahr frei waren für das Beisein von Mutters letzten Stunden. Ich denke, es war für sie der richtige Tag, schöner und feierlicher kaum vorstellbar.

Vor Mitternacht fuhr ich mit dem Auto wieder heim. Ich erinnere mich, an einer Ampelkreuzung gestanden zu haben, ringsum die beleuchteten Tannenbäume und die Weihnachtslichter wahrgenommen und im Radio Weihnachtslieder gehört zu haben und ich einfach nur dankbar war für all die Zeit, die sie uns geschenkt hatte. Ich musste auch daran denken, dass es mich in früheren Jahren ziemlich aus der Bahn geworfen hätte, hätte ich jemals geahnt, dass Mama zu Weihnachten sterben würde. Aber im gegenwärtigen Augenblick dieser Erfahrung spürte ich eine fast schon unheimliche Ruhe. Was sich als das traurigste Weihnachten für die Enkelkinder erwies, war für mich aber auch ein unsagbar besonderes, ein anderes und um nichts weniger tiefergehendes Weihnachten als all die vielen Jahre zuvor. Weihnachten, das Fest der Hoffnung, bleibt mir auch nach 2014 als solches in Erinnerung.

Befreite Friedhofsstimmung – Start ins Neue Jahr mit Friedhofsgang

Wie sehr habe ich diesen Tag, meine Mutter beerdigen zu müssen, früher als Kind, als Jugendliche und sogar noch vor Monaten gefürchtet. Nun stehe ich hier, inmitten einer großen Trauergesellschaft und spüre, die Furcht ist wider Erwarten nicht mehr fühlbar. Noch nie habe ich mich bei einer Beerdigung so stark und stabil gefühlt. Das hilflose, beklemmende Gefühl vor diesem Augenblick, wenn der Sarg in das Grab gesenkt wird, ist plötzlich weg. Das erste Mal in meinem Leben spüre ich so unsagbar deutlich, dass diese sterblichen Überreste, die in den Sarg gebettet wurden, nichts mehr mit meiner Mutter verbinden, die Seele bereits auf Reise gegangen ist. Der stürmische Wind, der jäh, während wir die Kirche im Trauerzug verließen, aufkam, hat nicht nur die Hüte der Sargträger geholt, sondern auch diese Seele weggetragen. Mir schien, als würden sie eine leere Holzkiste versenken. Mit einem Mal hatte die Zeremonie, das Ritual einer Beerdigung all ihren Schrecken für mich verloren.

Rundum blickend nahm ich Trauer in unserer Verwandtschaft wahr, aber ich konnte sie an diesem Ort des Friedens nicht empfinden. Ich kam mir nun, Jahrzehnte später, abermals herzlos, so anders vor, weil ich hier in meinem Innersten Frieden wahrnahm, statt unendliche Trauer.

Diese Seele wurde mir für sechsundvierzig Jahre als Mutterseele zur Seite gestellt, dafür galt es dankbar zu sein, den Tod nicht als unbarmherzigen Spielverderber zu verachten, das Totsein nicht zu betrauern, sondern den Verlust eines nahestehenden Menschen anzuerkennen. Mir wurde bewusst, dass diese Krankheit der gesamten Familie sehr viele Sorgen bereitet und Leid beschert hat. Der Sterbeprozess meiner Mutter hat mir aber letztlich sogar an ihrem letzten Tag Erfahrung für mein weiteres Leben gespendet. Bei mir muss wohl während des Prozesses der Loslösung vom irdischen Leben meiner Mutter bis zum Beerdigungstag innerlich ein wesentlicher Reifeprozess eingesetzt haben, der mir Ruhe, Stabilität und Kraft für diese Beerdigung mit auf den Friedhof gegeben hat.

Der für mich stets als künftiger furchterregendster Tag meiner Vorstellung erwies sich gegenwärtig als feierlicher Tag, den ich mit heiligen Augenblicken in Erinnerung behalten darf.

Mitten im Leben

Ich bin 50 Jahre alt. Ich habe laut Statistik die Lebensmitte bereits überschritten. Der Wahrscheinlichkeit nach werde ich wohl keine 100 Jahre alt werden. Meist ist es uns eh nicht wichtig und wünschen wir uns das auch gar nicht, weil wir umgeben sind von alten Menschen, die krank, dement, stark beeinträchtigt in ihrer letzten Lebensphase meist mehr Leid als Freude und Lust erleben. Dieser Einfluss aus unserem Umfeld prägt bedauerlicherweise auch unser (Un-)Wohlgefühl in Bezug auf das Älterwerden.

Wie wäre es aber wirklich, wenn ich mich genau jetzt mitten im Leben befinden würde? Wenn ich nach Innen schaue, gar nicht einmal so unvorstellbar. Ich fühle mich keineswegs wie fünfzig. Ich fühle mich immer noch wie ein junggebliebenes Mädchen, das dem biologischen Alter nach weit entfernt ist von einem halben Jahrhundert Lebensgeschichte. Ich fühle mich wohl und Altersringe sind Teil meines Seins, die mir veranschaulichen, dass Leben mitten im Leben absolut abenteuerlich, spannend, aufregend, beglückend, faszinierend, magisch, friedlich und herzlich sein darf.

Mitten im Leben nehme ich mich wichtig genug, um mir meine stetigen positiven Veränderungen wert zu sein. Ich erlaube es mir, liebevolle Begegnungen würdig zu schätzen. Ich gestatte mir, mein Leben so zu gestalten, dass es immer wieder zu hundert Prozent für meine Familie und mich passt. Ich lasse auch zu, dass andere es mir erlauben, gesund und glücklich zu sein. Ich lasse mir gerne helfen, Verbindungen in alle Richtungen zum Wohle aller zu knüpfen.

Ich blicke mit Wohlwollen in die Zukunft, denn mitten im Leben darf aus dem Vollen geschöpft werden, damit anschließend der Rückzug ebenfalls bewusst wahrgenommen werden kann. Dieser Rückzug muss nicht zwangsläufig einem Drama gleichen. Wenn wir vorher, nämlich genau jetzt, nicht verabsäumt haben, bestmöglich zu leben, kann durchaus der letzte Lebensabschnitt einer Belohnung gleichen. Einer Zeitspanne, in der wir immer noch zurückblicken dürfen. In der wir bei voller geistiger Gesundheit Erinnerungen aufleben lassen dürfen. Es kann nicht der Wille unseres Geistes sein, uns im fortgeschrittenen Alter vergessen zu lassen, wer wir sind. Wir leben unser Leben, gehen unsere Wege, spielen nach bestem Wissen und Gewissen unsere Rollen. Wir nehmen hierfür den bestmöglichen Platz ein. Wir bekommen all die dafür erforderlichen Unterstützer und Förderer an unsere Seite gestellt. Was wir daraus machen und schaffen, ist unsere Entscheidung. Wir können uns für die Komödie entscheiden, aber auch für das Drama.

Würde unser Leben verfilmt werden, was würdest du gerne auf der Leinwand sehen? Unser aller Leben ist mit Sicherheit nicht durchgängig eine Komödie. In all unserem Dasein zeigen sich in verschiedenen

Lebensphasen durchaus Stilelemente eines Krimis, eines Thrillers und eines Dramas.

Nichtsdestotrotz wünschen wir uns ein Happy End. Das wünsche ich mir, meiner Familie, meinen Freunden, meinen Wegbegleitern, meinen Mentoren.

Das wünsche ich auch DIR, liebe Leserin, lieber Leser, weil Du es wert bis, das Leben bis zu Deinem letzten Tag in Würde, Freude und Frieden ausklingen zu lassen. Im Wissen dessen, dass Dein Seelenton unendlich weiterschwingt und das Lied gehört werden will, als Dein Vermächtnis für die Menschen dieser Welt, die mit allen Sinnen den Sinn des Lebens suchen, finden und leben.

Das letzte Wort darf ein leises DANKE sein.

„Ich fühle mich verstanden, wenn mich das Lächeln deiner Augen streichelt…“
Elmar Kupke & Hans-Christoph Neuert

Danksagung

In aller Freundschaft

In aller Freundschaft möchte ich dir sagen, dass es ein Segen ist, dich kennengelernt zu haben. In aller Freundschaft sind wir diesen Weg gemeinsam gegangen. In aller Freundschaft durften wir im Vertrauen wachsen, uns gegenseitig stützen, fördern und wertschätzen. Weil dieses Prinzip, ganz salopp gesagt, Nährboden für Vertrauen, Mitgefühl, Verantwortung, aber auch Vergebung ist, können wir zurückblicken auf unsere wundervolle Zeit, die uns geschenkt wurde. Sie ist nicht selbstverständlich, wird jedem geschenkt, aber nicht von allen gepriesen, weil das Annehmen derartiger Geschenke voraussetzt, dass man sie mit ganzem Herzen empfangen kann, auch einer Lernaufgabe bedarf.

Nur wenn das Gleichgewicht zwischen Nehmen und Geben stimmt, wenn sich beide die Waage halten, kann Freudvolles, Herzliches und Glückbringendes gedeihen.

Danke, dass mir dieses Gefühl der Wertschätzung mannigfach entgegengebracht wurde.

Hierfür danke ich meinem Mann, der meine Einstellung zu diesem Projekt unterstützt hat und mir kritiklos Rückendeckung gegeben hat.

Ich danke meinen Söhnen, die mich gelehrt haben, meinen oft erwähnten Glaubenssatz „Es geht sich immer alles aus!“ auch in turbulenten Zeiten als Leitsatz an mir selbst als Beweis zu erbringen. Ihr seid meine ganz persönlichen Glücksbringer! Ihr habt mir zu Wachstum verholfen, mir Türen geöffnet und verlangt, mich im Spielraum zwischen Himmel und Erde zu positionieren.

Ganz besonders danke ich meiner Mentorin, Frau Dr. Margarita Kern, der ich mich seit nunmehr zwanzig Jahren sehr verbunden fühle, die stets begleitend, unterstützend und hilfreich an meiner Seite stand.

Ein herzliches Dankeschön gebührt meiner Buch-Hebamme Frau Mag. Sabine Knoll und meinem Wortschatz-Geburtshelfer, Herrn Dr. Manfred Greisinger. Beide haben mich kompetent, wertschätzend und überaus herzlich durch die Schreibmonate geführt.

Ich danke den „Zufällen“ des Lebens, die mich an wunderbare Menschen herangeführt haben, die wahrlich eine Bereicherung für mich sind, mit denen es Verbindungen gibt, die mitunter verstandesmäßig nicht erklärbar sind.

Ich danke für Situationen, die das Reflektieren, das nach Innenschauen notwendig machten, um der ganz persönlichen Themenfindung auf den Grund zu gehen und Nutzen und Vorteil aus den kleinen, aber oftmals ungeheuer bedeutenden Anlässen zu ziehen, um Schöpferisches nach außen zu tragen.

Ich danke meinen Vorfahren, ohne die ich als Einzigartige, Besondere, nie die Möglichkeit bekommen hätte, genau zum richtigen Zeitpunkt mit den für mich lehrreichen Bezugspersonen und Liebgewonnenen in den Spielraum einzutreten und meine Zeit hier spielerisch in Achtsamkeit, Demut und Dankbarkeit als wundervoll Göttliches wahrnehmen zu dürfen.

Ich danke zuletzt meinem inneren Kind, das von Zeit zu Zeit mit Selbstzweifel überhäuft wurde und dennoch beharrlich, mit Vehemenz, Ausdauer und tiefem Vertrauen in das schöpferische Tun - zum Wohle aller - nicht die Hoffnung verloren hat, ein klein wenig beitragen zu dürfen für den Frieden im Sinne einer neuen Welt.

Danke!

Resümee mit Nachwort

Wie war das gleich noch mit den Entscheidungen? Obwohl ich nicht zu den entscheidungsfreudigsten Seelen im Universum zähle, durfte ich doch in diesem Jahr erfahren, dass die wenigen, sehr spontanen Entschlüsse, die ich gefällt habe, zu jenen zählten, die – mit langanhaltender Freude und Zufriedenheit – Bereicherung in mein Leben gebracht haben.

Wie wäre dieses Jahr ohne *Buchschwangerschafts-Seminar-Gruppe* verlaufen? Vermutlich als ein Jahr wie andere zuvor, mit wenig Raum für Veränderung und Bewegung. Zweifelsohne wäre es ein Jahr mit weit weniger verursachten und ausgelösten Gefühlsirritationen gewesen. Aber auch ein Jahr ohne Erwartungen auf Ausgang mit besonderen Überraschungen. *Buchschwanger* zu sein, birgt sehr viele Parallelen zur physischen Schwangerschaft, rein gefühlsmäßig betrachtet. Rein körperlich gesehen bin ich froh, dass der Bauch nicht von Woche zu Woche mitgewachsen ist, die Gewichtszunahme keine direkte Auswirkung meiner besonderen „Schwangerschaft“ wurde. Im Schreibprozess wird Vieles dutzendfach in Frage gestellt, um anschließend irritierend festzustellen, wie lange dieses Frage- und Antwortspiel tatsächlich gespielt wird. Die anfänglichen sporadischen Zweifel liefern sich regelrecht ein Wechselspiel mit Phasen der Zuversicht. Bis dass allmählich von Monat zu Monat die Unsicherheiten weniger werden, gelegentlich jedoch dem Zeitdruck Platz machen. Aber da ich grundsätzlich fest der Überzeugung bin, dass sich immer alles ausgeht, habe ich zeitlichem Druck nie wirklich eine Chance gegeben.

Mein *Buchbaby* schlüpfte zu gegebener Zeit in Form, um adrett als kleines Mädchen im Format 12 x 19 cm für optische Aufmerksamkeit zu sorgen. Es wird sich im Vergleich zu meinen Söhnen ruhig und gelassen den Weg in die Selbständigkeit bahnen. Es wird sich nicht lauthals in den Mittelpunkt stellen, vielmehr wird es bereit und offen sein, gefunden zu werden. Ich bin überzeugt, es wird auf seine ganz eigene Art und Weise mit Besonnenheit, von besonderen Menschen, nicht allzu viel Aufsehen erregend, dezent im Hintergrund „arbeiten“. Arbeiten und Veranschaulichen, wie Sichtweisen unser Leben bestimmen, bewirken und auch verändern.

Es hat Dir, liebe Leserin, lieber Leser, Geschichten erzählt, die in femininer Ausdrucksform manchmal den Eindruck eines zeitgemäßen Märchens aufkommen ließen. Aber erfunden war rein gar nichts. Denn alles, was wir, Du genauso wie ich, erleben, gleicht in Wahrheit, oftmals im Nachhinein, mit etwas Abstand betrachtet, sowieso einem schönen Märchen. Wir alle sind oftmals marionettenhafte Darsteller, die in diesem Spielraum positioniert werden, die Stellung verändern müssen, Positionen tauschen, in die erste Reihe gelangen, dann wieder im Hintergrund beobachtend, auf die nächste Gelegenheit warten, um nach vorne zu rücken. Wir fühlen uns oftmals nicht ernstgenommen, übergangen, dann wieder unglaublich beschenkt und geschätzt. Lebenssituationen schaffen Bedingungen für alle emotionalen Wahrnehmungen. In reiferen Jahren entdecken wir, dass wir vehement mit mehr Beweglichkeit unsere Positionen auch selbst einnehmen dürfen, darauf vertrauen, dass wir unsere Spielraum-Nachbarn zur richtigen Zeit an die Seite oder in Opposition gestellt bekommen. So entsteht besonders zur Lebensmitte ein neues Bühnenstück mit neuen Protagonisten, in anderen Rollen. Wenn unser aller Leben ein Film wäre, dann sollten wir ihn aus ganzem Herzen mit Mitgefühl, Verständnis und Liebe spielen, die kleinen und größeren Machenschaften möglichst schnell durchschauen lernen und Abstand halten, wo uns Nähe beengt und Raum nimmt.

Was wäre 2018 für ein Jahr geworden, wenn ich nicht die Gelegenheit gehabt hätte, als Komparsin in einem Film besondere Eindrücke zu erleben. Es würde mir nicht den folgenden Textabschnitt geschenkt haben. Gegebenenfalls: Mein Leben wird in einen Film gepackt, dann möchte ich all die Turbulenzen nochmals sehen, die kleinen Erfolge festgehalten haben, um in aller Stille und Ruhe den Spielraum zu verlassen, in Gewissheit dessen, dass es genau meiner war, in dem ich Hauptdarstellerin sein durfte, das Bühnenbild oftmals geändert wurde, ich aber stets Eindruck hinterlassen habe, mit meinen Farben, mit meinen Klängen, nicht perfekt, aber unglaublich inspirierend und tiefsinnig von Kapitel zu Kapitel getragen wurde.

„Verzaubern möcht‘ ich“, klang es am Anfang meiner *Buchschwangerschaft* in den Raum. Wenn es mir ein klein wenig gelungen ist, dass Du bis hierher gelesen hast, freue ich mich mit Dir, für mich, für alle Mütter und Kinder dieser Welt. Danke!

Mein *Buchbaby* wurde nicht, wie ursprünglich vorgesehen, neun Monate genährt. Nein, es ist Ausdruck meiner Biografie und wurde nach sieben Monaten für die Bücherwelt freigegeben. Es hat meine Erlaubnis bekommen, draußen weiterzuwachsen, sich zu entwickeln, im Umfeld der Leser/-innen zu reifen. Viele Fragen sind in diesem Buch verpackt. Fragen, auf die es je nach Sichtweise unterschiedliche Antworten gibt, mit Feststellung, dass es allgemeingültig weder ein Richtig noch ein Falsch gibt. Diese offenen Fragen erbitten Antwort, nicht nur von mir, nein, auch von Dir. Dies verstehe ich unter Reifung außerhalb des Mutterleibes. Gleich meinen beiden Söhnen, die frühzeitig in ihr Leben gestartet sind, wurde auch mein *Buchbaby* aus meiner alleinigen Obsorge vorzeitig in das Umfeld besonders liebenswerter Leser und einfühlsamer Leserinnen entlassen.

Wäre dieses Buch nicht von mir, sondern von Dir geschrieben worden, hätte es vielleicht einen ganz anderen Ausgang gefunden. Viele Fragen wären nicht offen geblieben, hätten nicht Antwort von Lesenden erbeten. So wie wir Mütter nicht alleinige Begleiterinnen und Erzieherinnen unserer Kinder sind, hat dieses Buch den Anspruch erhoben, sich für Dich zu öffnen, Dich anzuregen, etwas bereits Geschaffenes in seiner Form, Fülle und im Ausdruck noch geistig zu nähren, ihm Pate und Patin als Leser/-in, Nachdenker/-in und Bücherfreund/-in zu sein.

Wenn Du wohlwollende Gedanken rund um dieses Buch hegst, möge dieses Wohlwollen basierend aller universellen Gesetzmäßigkeiten Dir als Begleiter/-in tausendfach Glück und Freude schenken und Dich vielleicht anspornen, auf den Geschmack bringen, Ähnliches zu tun, es einfach versuchen, zu tun, tun zu wollen.

Buchschwanger mit Fünfzig

Warum ich mich entschieden habe, *buchschwanger* zu gehen? – Meine im Bewusstsein verarbeiteten Lebenserfahrungen befähigten mich, meine Bedürfnisse und Möglichkeiten besser zu erkennen und die Zielrichtung meines Lebens effektiver in den Griff zu bekommen. Vom Ergebnis der damit verbundenen inneren Auseinandersetzung hängen schließlich Erfüllung und Befriedigung in den späteren Jahren ab. Ich wollte keinesfalls, dass mein Entwicklungsfluss ins Stocken gerät, indem ich mich dem Neudurchdenken verweigere und damit die Freiheit sowie einen neuen Lebensstil zu finden riskiere.

Aus meinen Möglichkeiten das Bestmögliche zu machen, bedeutet für mich, auf fundamentale Stärken wie Zuversicht, Vertrauen und Initiative zu bauen. Das Erfolgsergebnis der Entwicklungsphase rund um die Lebensmitte ist mit Sicherheit die innere Gewissheit darüber, „wozu man da ist“. So weitete sich für mich der soziale Bezugsrahmen und die Lebensaufgabe geht wie vermutet in Richtung Fürsorge, Führung, Autorität und Kreativität. All das, was unter anderem auch eine Familie ausmacht.

Die Autorin:

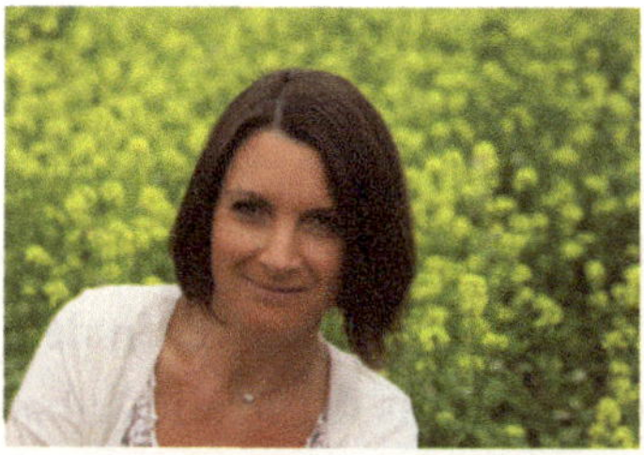

Elfriede E. Huiber, geboren 1968, lebt mit ihrer Familie in Niederösterreich. Sie ist verheiratet, Mutter zweier Söhne. Nach der Geburt ihres zweiten Sohnes steigt sie aus dem Berufsleben als kaufmännische Angestellte im Büro aus und widmet sich von nun an der Familie sowie der Ausbildung zur Gesundheits- und Lebensbegleiterin nach der holistischen Therapie „Polymorphe Transformation nach Dr. Margarita Kern". Sie erfährt, wie das Leben mit besonderen Kindern zu einer Entwicklungsaufgabe auf allen Ebenen wird, dass die Begleitung kranker Menschen Lebensanschauungen verändert und letztendlich, dass Vertrauen hinsichtlich der Sinnfrage stets an erster Stelle stehen muss. Sie entscheidet sich spontan für ein Buch-Schreib-Projekt, indem sie Lebenserfahrungen und Erkenntnisse an Interessierte weitergibt, die mit Neugier in den *Spielraum zwischen Himmel und Erde* eintauchen wollen.